電子顕微鏡で見る人体の不思議

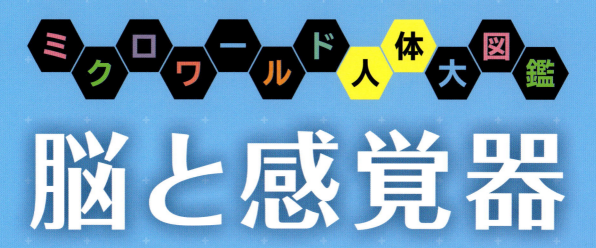

# 脳と感覚器

考えて感じるしくみ

宮澤七郎・島田達生 監修
医学生物学電子顕微鏡技術学会 編
根本典子 編集責任

小峰書店

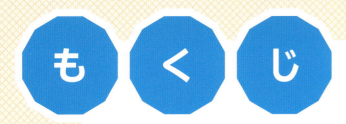
# もくじ

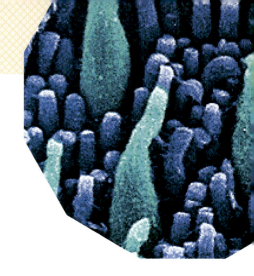

## 1 体と心をコントロールしている神経系 — 4

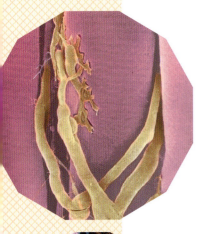

### 1 情報の通り道 — 6
### 2 神経の基本単位・神経細胞 — 8
### 3 神経系の司令塔・脳と脊髄 — 12
**medical** 脳の病気と健康 — 19

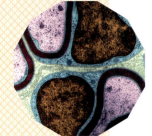
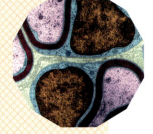

## 2 刺激を感じとる感覚器 — 20

### 1 光を感じとる眼 — 22
**medical** 眼の病気と健康 — 27
### 2 音を感じとる耳 — 28
**medical** 耳の病気と健康 — 31

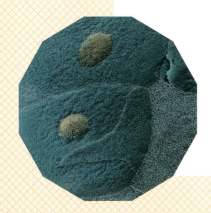
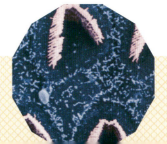
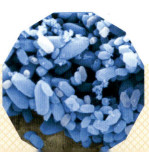

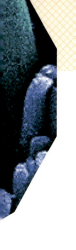

**3 においや味を感じとる鼻と舌** —— 32
**4 温度や圧力を感じとる皮膚** —— 36

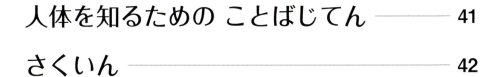
medical **皮膚の病気と健康** —— 40

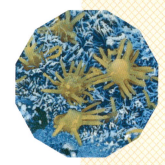

**人体を知るための ことばじてん** —— 41
**さくいん** —— 42

---

## この本の見方

### 写真を撮影した顕微鏡の種類

**走査型電子顕微鏡**
観察するものに電子線を当て、反射した電子をもとに画像をうつしだす。

**透過型電子顕微鏡**
観察するものに電子線を当て、通りぬけた電子をもとに画像をうつしだす。

**光学顕微鏡**
レンズによって、観察するものを拡大して見られるようにする。

### 写真に写っているものの倍率
「×60」は、実物の60倍の大きさという意味。

### 体の部分の名前

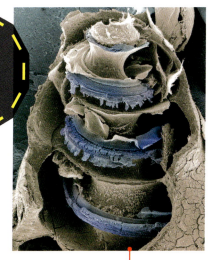

蝸牛 ×60

電子顕微鏡の写真はもとは白黒ですが、この本では色をつけてあります。本書に掲載している電子顕微鏡の写真には、人間以外の生物のものもふくまれます。

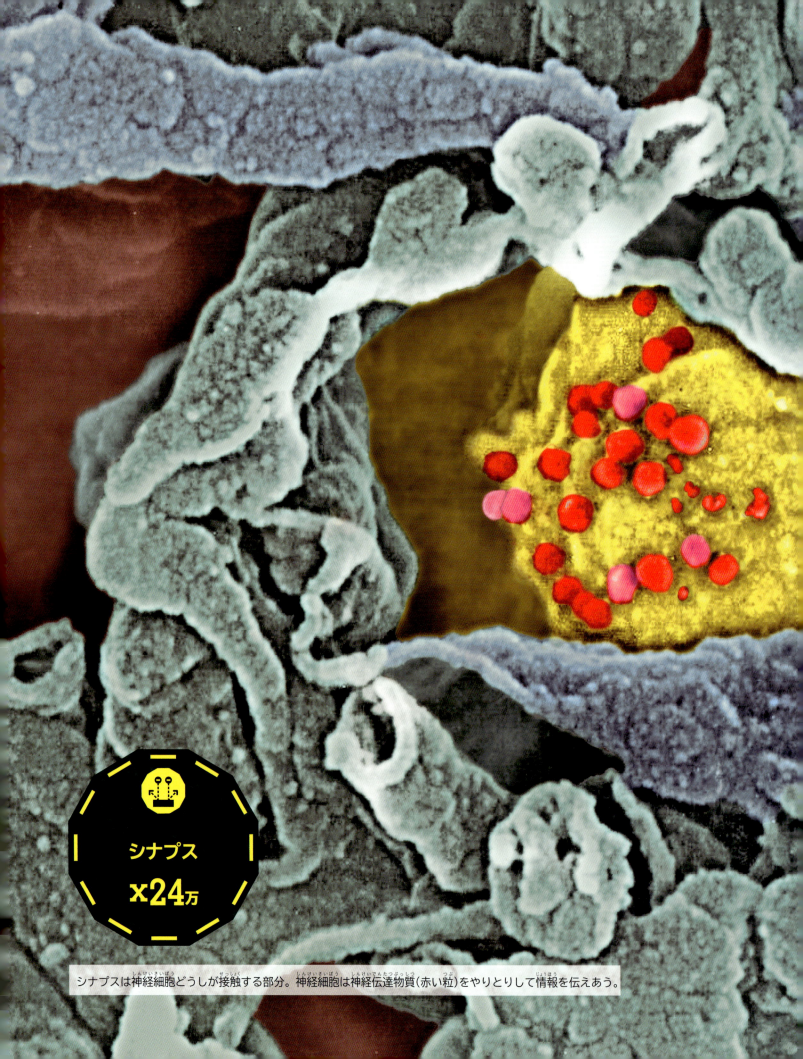

シナプス
x24万

シナプスは神経細胞どうしが接触する部分。神経細胞は神経伝達物質(赤い粒)をやりとりして情報を伝えあう。

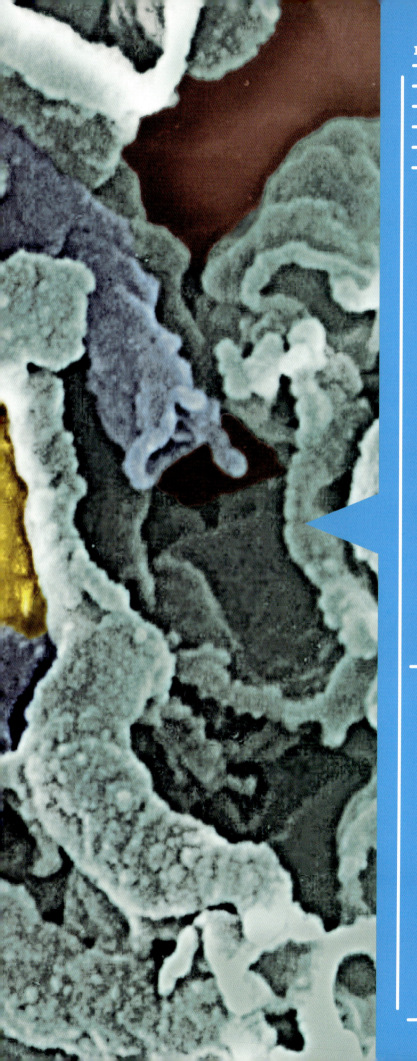

micro world

# 1

# 体と心をコントロールしている神経系(しんけいけい)

わたしたちは毎日、運動したり、景色(けしき)を見たり、ご飯を食べたりしています。それができるのは、筋肉(きんにく)や骨格(こっかく)、眼(め)、胃、腸など、体のさまざまな器官がはたらいているからです。体の働きをコントロールしているのは、脳(のう)です。体の中や外で受けとられたさまざまな情報(じょうほう)は、すべて脳(のう)に伝えられます。脳(のう)はそれらの情報(じょうほう)から、まわりのようすや、どのように対応(たいおう)すればよいかを判断(はんだん)し、関係する器官に命令を出しています。脳(のう)をはじめとするこうした神経(しんけい)のネットワークを神経系(しんけいけい)といいます。

# 1 情報の通り道

眼や耳、鼻などが感じた情報は脳へ送られます。それを受けとった脳は、どのようにすればよいかを判断して体の各器官に命令を出しています。このしくみにかかわる器官を、神経系とよびます。

## いろいろな神経

神経は全身にはりめぐらされて、情報をやりとりしています。その中心となって体の各部分に命令を送っているのは脳と脊髄で、中枢神経とよばれます。

これに対して、脳と脊髄に情報を伝えたり、脳と脊髄からの命令を各器官に伝えたりしている神経は、末梢神経とよばれます。末梢神経はさらに、体の感覚をコントロールする体性神経と、内臓などをコントロールしている自律神経に分かれます。体性神経の働きは自分で感じることができますが、自律神経の働きを感じることはできません。

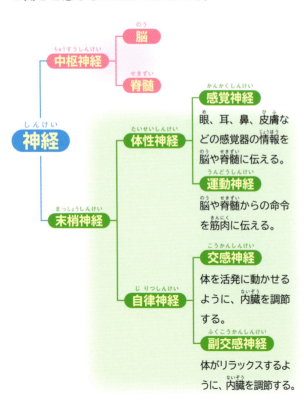

- 神経
  - 中枢神経
    - 脳
    - 脊髄
  - 末梢神経
    - 体性神経
      - 感覚神経：眼、耳、鼻、皮膚などの感覚器の情報を脳や脊髄に伝える。
      - 運動神経：脳や脊髄からの命令を筋肉に伝える。
    - 自律神経
      - 交感神経：体を活発に動かせるように、内臓を調節する。
      - 副交感神経：体がリラックスするように、内臓を調節する。

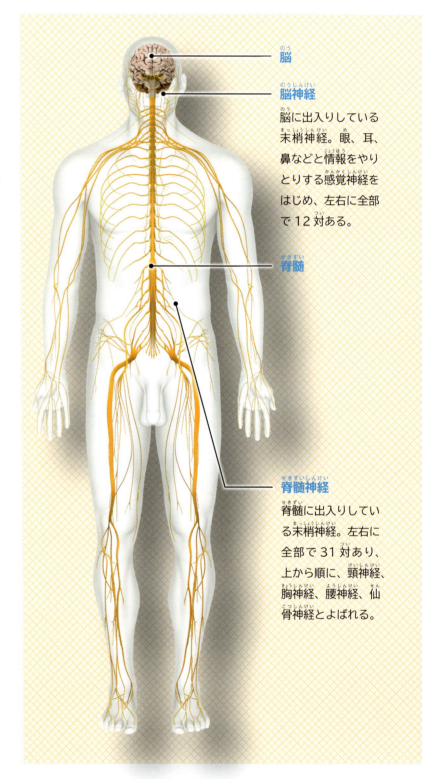

**脳**

**脳神経**
脳に出入りしている末梢神経。眼、耳、鼻などと情報をやりとりする感覚神経をはじめ、左右に全部で12対ある。

**脊髄**

**脊髄神経**
脊髄に出入りしている末梢神経。左右に全部で31対あり、上から順に、頸神経、胸神経、腰神経、仙骨神経とよばれる。

# 感じる器官とはたらく器官

刺激を感じる器官を受容器（感覚器）、受容器からの情報を受けてはたらく器官を効果器といいます。

体性神経の場合は、眼、耳、鼻、皮膚がそれぞれ光、音、におい、痛みなどの刺激を受けとる受容器で、自分の意思で動かす腕や足の筋肉（骨格筋）が効果器にあたります。いっぽう、自律神経の場合は、内臓の筋肉などの神経細胞が受容器にあたり、内臓や血管の筋肉などが効果器にあたります。

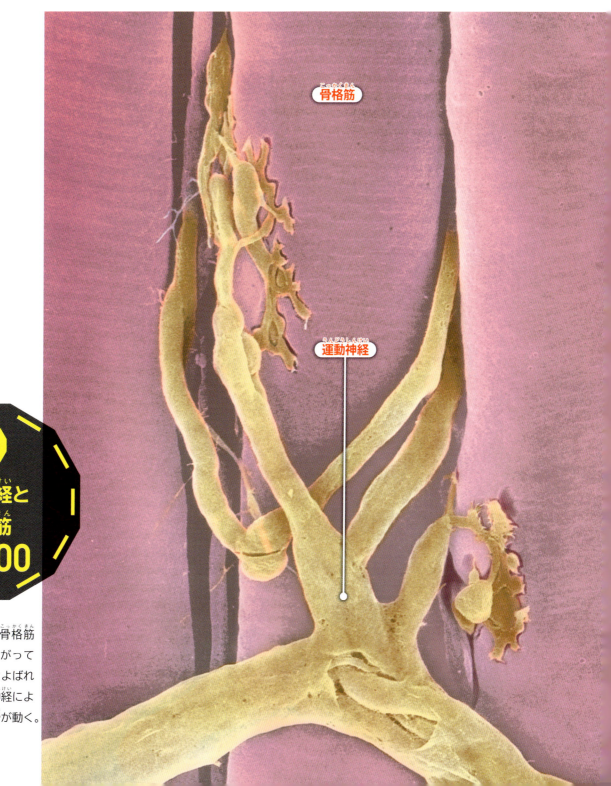

**運動神経と骨格筋 x2500**

運動神経のいちばん端が骨格筋（骨を動かす筋肉）につながっているところで、神経終末とよばれる。脳からの命令が運動神経によって骨格筋に伝えられ、骨が動く。

# 2 神経の基本単位・神経細胞

脳も脊髄も末梢神経も、みんな神経細胞でできています。神経のもっとも小さな単位ともいえる神経細胞は、中心に核のある細胞体と、たくさんの突起からなっています。

## 神経細胞のつくり

中枢神経や末梢神経をつくっているのは、神経細胞（ニューロン）という細胞です。脳や脊髄は、神経細胞の集まりなのです。

神経細胞は、核がある細胞体から、細長い軸索突起と枝のような樹状突起が出ています。これらの突起は神経線維ともよばれます。軸索突起の先は枝分かれして、神経終末という部分になっています。

神経細胞どうしは神経終末と樹状突起でつながり、1つの神経細胞の神経終末からとなりの神経細胞の樹状突起へと神経伝達物質をわたすことで、情報を伝えています。

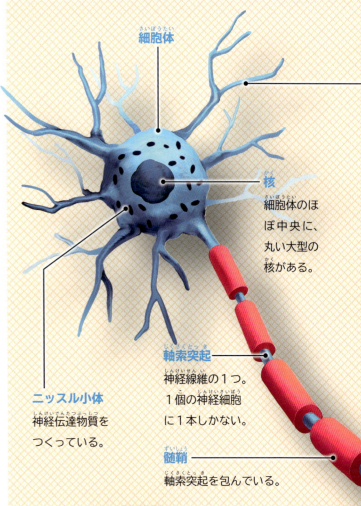

**細胞体**

**核**
細胞体のほぼ中央に、丸い大型の核がある。

**ニッスル小体**
神経伝達物質をつくっている。

**軸索突起**
神経線維の1つ。1個の神経細胞に1本しかない。

**髄鞘**
軸索突起を包んでいる。

## ❓ グリア細胞って何だろう？

グリア細胞は神経細胞とともに脳や脊髄をつくっている細胞で、神経膠細胞ともいいます。グリア細胞には、星形をしていて、神経細胞をささえ、栄養をあたえるアストログリア（星状膠細胞）、突起が少なくて、軸索突起のまわりに髄鞘という膜をつくるオリゴデンドログリア（稀突起膠細胞）、小型で食作用（細菌や古くなった細胞などを食べてしまうこと）をもつミクログリア（小膠細胞）があります。脳のグリア細胞の数は、神経細胞の10～50倍ほどといわれています。

最近の研究では、グリア細胞も神経伝達物質を受けとることができ、神経細胞とにたような働きをしていることがわかってきています。

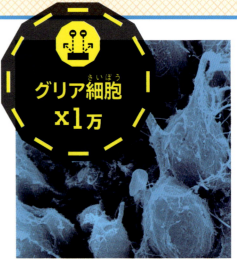

グリア細胞 ×1万

神経細胞のまわりには、形や大きさのちがうさまざまなグリア細胞が集まっている。

細胞体の右から軸索突起がのびている。この軸索突起と別の神経細胞の樹状突起の間で、情報がやりとりされる。

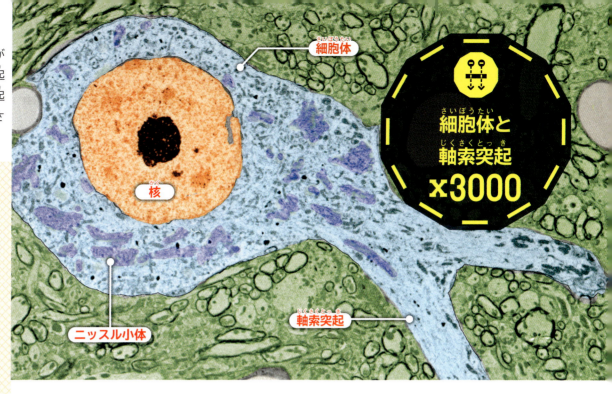

**細胞体と軸索突起 x3000**

- 細胞体
- 核
- ニッスル小体
- 軸索突起

**樹状突起**
神経線維の1つ。軸索突起よりも細くて短い。1個の神経細胞からたくさん出ている。

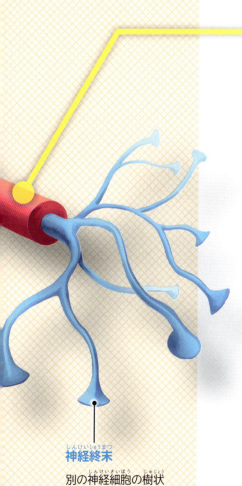

**神経終末**
別の神経細胞の樹状突起へ情報を伝える。

**有髄神経 x3万**

- 髄鞘
- 神経線維

髄鞘という何層もの膜に取りまかれた神経線維の断面。このような神経は、有髄神経とよばれる。

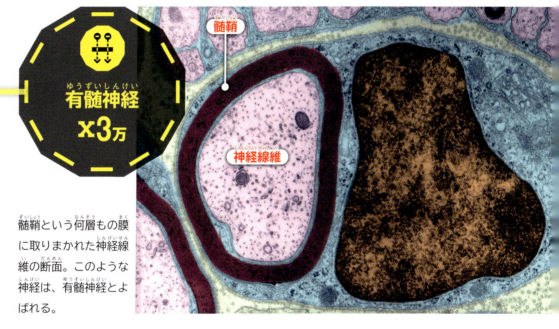

**無髄神経 x1万6000**

- 神経線維

まわりに髄鞘という膜がない神経線維の断面。このような神経は、無髄神経とよばれる。

# 情報はシナプスでやりとりされる

となりどうしの神経細胞の神経終末と樹状突起の間には、わずかなすき間があります。さまざまな情報（命令）は、神経細胞の内部では電気信号という形で細胞体から軸索突起を通って神経終末に伝わります。そして、電気信号の刺激で、神経終末の先にある小さなふくろから神経伝達物質とよばれる化学物質が放出されるのです。この神経伝達物質は、となりの神経細胞の樹状突起にキャッチされ、今度は神経伝達物質の刺激で電気信号が生み出されます。このように神経細胞どうしが神経伝達物質を受けわたす部分をシナプスといいます。神経細胞は、シナプスを通じて、情報を次々に伝えていきます。

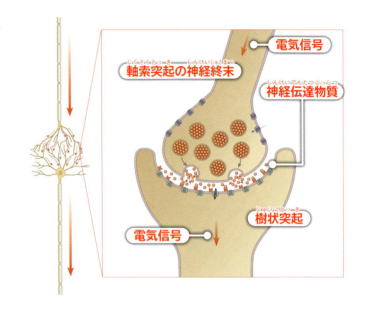

**運動神経と骨格筋 ×2万**

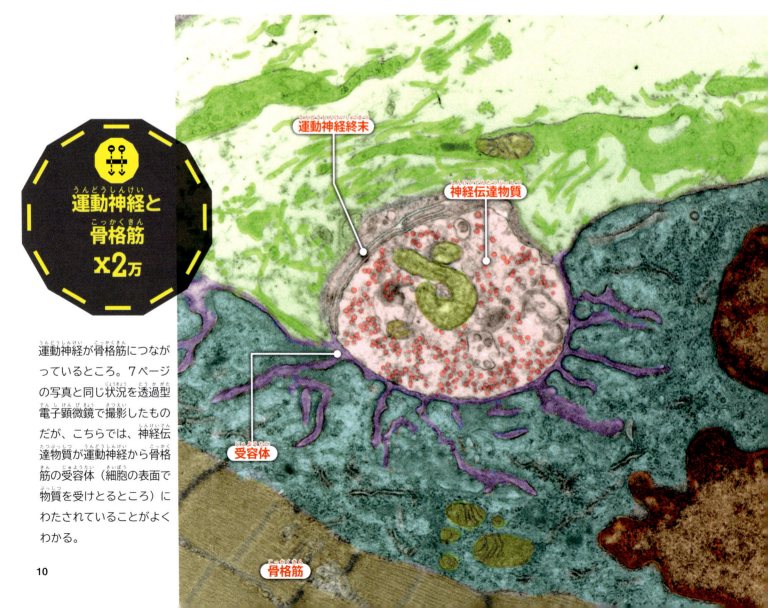

運動神経が骨格筋につながっているところ。7ページの写真と同じ状況を透過型電子顕微鏡で撮影したものだが、こちらでは、神経伝達物質が運動神経から骨格筋の受容体（細胞の表面で物質を受けとるところ）にわたされていることがよくわかる。

# 膜が厚いと情報伝達速度がアップ

軸索突起（神経線維）の中には、周囲を何重もの膜（髄鞘）に包まれたものがあります。これを有髄神経線維といいます。9ページの写真のように、有髄神経線維は、軸索突起のまわりをシュワン細胞という細胞の細胞膜がまきこみ、髄鞘というさやをつくっています。周囲に髄鞘のないものは、無髄神経線維とよばれます。

髄鞘には、一定間隔ごとにくびれがあり、このくびれをランビエの絞輪といいます。電気信号はくびれからくびれへ飛ぶように伝わるので、無髄神経線維にくらべて信号の伝わり方が速くなります。そのため、素早い反応が必要な運動神経や感覚神経は有髄神経線維、素早い反応が必要のない自律神経は無髄神経線維です。

フランスの学者ランビエが、軸索突起にくびれがあり、そこだけ髄鞘がないことを発見した。絞輪はくびれのこと。

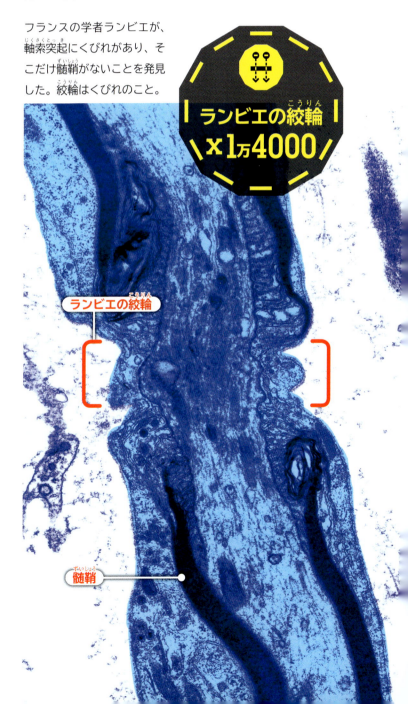

ランビエの絞輪 ×1万4000

ランビエの絞輪

髄鞘

## ❓ 情報を伝える神経伝達物質の正体は？

神経細胞どうしで情報を伝えるために、神経終末の先から放出される神経伝達物質には、アセチルコリンやノルアドレナリン、ドーパミン、セロトニンなどがあります。

アセチルコリンはおもに副交感神経から、ノルアドレナリンはおもに交感神経や、運動神経のもっとも端にある神経終末から出されます。

神経伝達物質には、ドーパミンのように喜びなどを生み出したり、アドレナリンのように体を興奮させたりする働きをもつものもあります。

# 3 神経系の司令塔・脳と脊髄

脳と脊髄は中枢神経とよばれます。中枢とは、中心となる重要なものという意味です。
体のすべての情報は脳と脊髄に集められ、ここからさまざまな命令が出されます。

## 脳のつくり

　脳は、太さ20～100μm（0.02～0.1mm）の神経細胞が約1000億個も集まってできた、神経細胞のかたまりともいえる器官です。脳は、ものごとを考えたり覚えたりするための大脳、体の調子をととのえる自律神経をコントロールする間脳、反射（無意識の動き）をコントロールする脳幹、体のバランスをたもつ小脳などからできています。

　ふつうの細胞は細胞分裂によってふえますが、神経細胞はふえません。それだけでなく、脳の神経細胞は1日に数万個という速さでへっているといわれています。

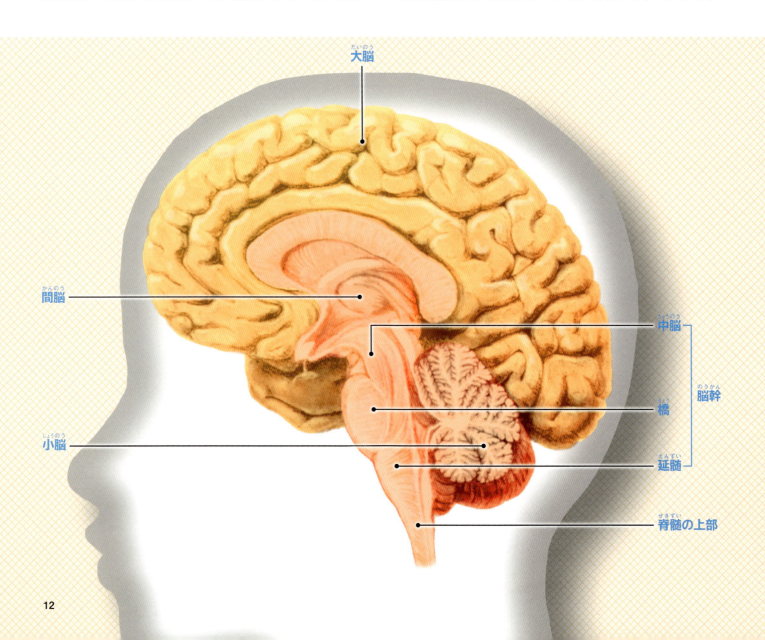

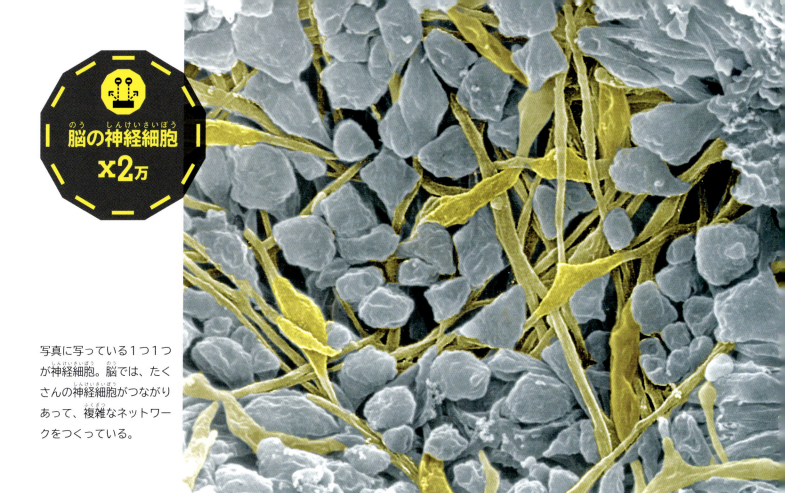

**脳の神経細胞 ×2万**

写真に写っている1つ1つが神経細胞。脳では、たくさんの神経細胞がつながりあって、複雑なネットワークをつくっている。

## 人間の脳の位置と働き

| | | |
|---|---|---|
| 大脳 →14ページ | | 脳の外側にあって、脳全体の約80％をしめています。左右の大脳半球に分かれ、体のさまざまな部分からの情報を受けとるとともに、運動や思考、想像力に関係する命令を出しています。 |
| 間脳 →15ページ | | 大脳におおわれ、左右の大脳半球と中脳の間にあります。視床と視床下部に分かれ、視床は感覚の中継地点で、大脳の働きを活発にします。視床下部は自律神経の最高中枢で、内臓の働きや、血圧、体温をコントロールし、ホルモンを分泌します。 |
| 小脳 →16ページ | | 後頭部側にあり、カリフラワーのような形をしています。運動するときの筋肉の微妙な調整をおこなうほか、筋肉を緊張させたり、ゆるめたりしています。また、平衡感覚（体の位置や、運動の変化を感じとること）で中心的な役割をはたしています。 |
| 脳幹 →16ページ | 中脳 | 間脳の内側にあり、大脳皮質と小脳、脊髄を結んでいます。体の運動や眼球の運動をコントロールするほか、聴覚（音の情報）の通り道になっています。 |
| | 橋 | 小脳と大脳、脊髄の間の情報の連絡路になっています。 |
| | 延髄 | 人間が生きていくのに欠かせない呼吸と、心臓などをコントロールしています。延髄の下のほうは、脊髄とつながっています。 |

# 場所ごとに働きがちがう大脳

　大脳の表面に近い部分には、神経細胞の細胞体が集まっています。この部分は大脳皮質といい、灰色がかって見えることから灰白質ともよばれます。いっぽう、大脳の内側は軸索突起などの神経線維が集まっていて、大脳髄質といい、白色をしているために白質ともよばれます。

　大脳皮質は、大きく前頭葉、頭頂葉、側頭葉、後頭葉に分けられ、それぞれの「葉」は働き方のちがいによって、さらに「野」という部位に細かく分かれます。

　たとえば、熱さや痛みなどを感じる皮膚からの情報は、頭頂葉にある体性感覚野で処理されます。同じように、眼から入った情報は後頭葉にある視覚野で、耳から入った情報は側頭葉の聴覚野で処理されます。筋肉を動かす運動野は、前頭葉にあります。また、側頭葉の内側にある海馬という部分は、ものを覚えるときに、情報をたくわえておく働きをもっています。

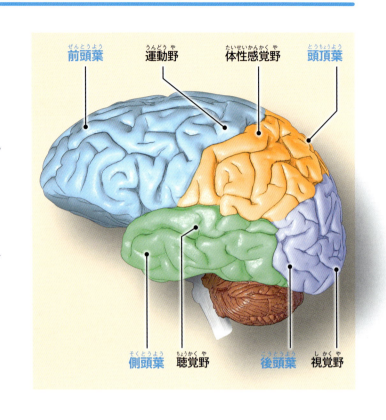

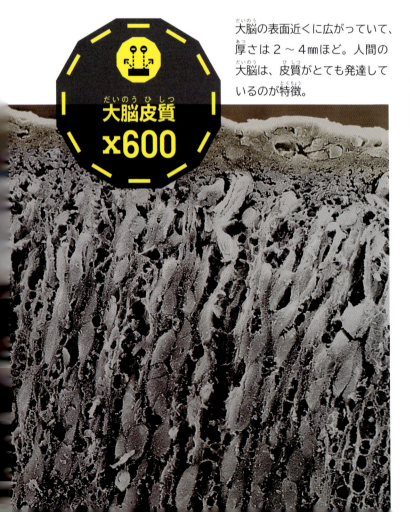

**大脳皮質 x600**

大脳の表面近くに広がっていて、厚さは2〜4mmほど。人間の大脳は、皮質がとても発達しているのが特徴。

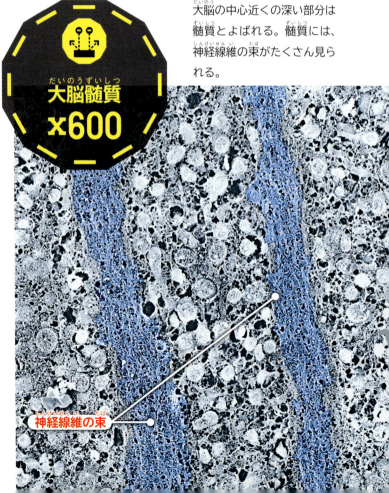

**大脳髄質 x600**

大脳の中心近くの深い部分は髄質とよばれる。髄質には、神経線維の束がたくさん見られる。

神経線維の束

# 自律神経をコントロールする間脳

　大脳の下に包みこまれるような形でおさまっているのが間脳です。間脳は、視床とその下にある視床下部、後ろにある視床後部に分けられます。

　視覚、聴覚、嗅覚以外のすべての神経線維は、視床を通って大脳皮質とつながっています。視床下部は、食欲やのどのかわきなどを感じたり、体の調子をととのえる自律神経をコントロールしたりする働きをもっています。

　視床下部には、小指の先ほどの大きさの出っぱりがぶら下がっています。この部分を下垂体といいます。下垂体は、成長ホルモンをはじめとする6種類のホルモン（体のさまざまな働きを調節する物質）を出し、体の調子をととのえる重要な役割をはたしています。

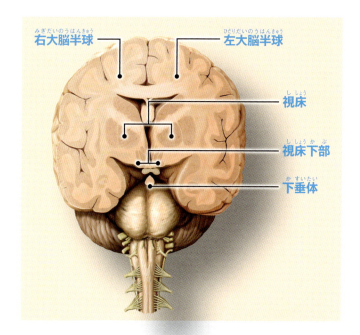

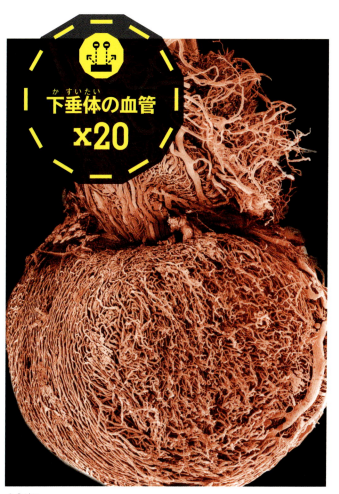

下垂体にはたくさんの血管が通っていて、ここでつくられたホルモンを血液とともに全身に運んでいる。

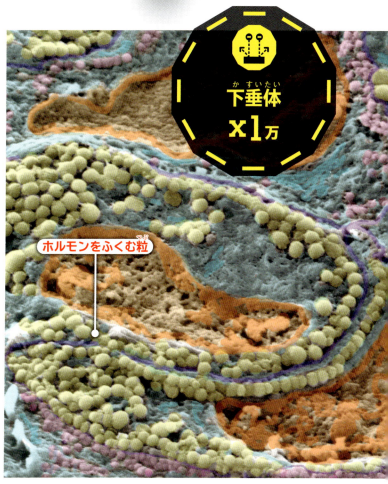

写真の粒はホルモンをふくんでいる。さまざまなホルモンをつくる下垂体には、腺細胞（物質を分泌する細胞）が集まっている。

# 体の働きを調節する小脳と脳幹

大脳から下に向かってのびている部分が脳幹で、脳幹の後ろにつき出したような形になっているのが小脳です。脳幹は、さらに上から順に中脳、橋、延髄に分けられます。

脳幹のもっとも上にある中脳は、運動や視覚、聴覚の中継地点で、体のバランスの中枢としての役割ももっています。脳幹のもっとも下にある延髄は、ものを食べるときののどの動きや呼吸、血液のめぐりなどの中枢です。また、中脳と延髄にはさまれている橋には、顔のさまざまな部分を動かす神経や顔面の知覚を担当する神経が集まっています。

いっぽう、小脳は、体のバランス（平衡感覚）をたもったり、体をなめらかに動かしたりする役目をもっています。

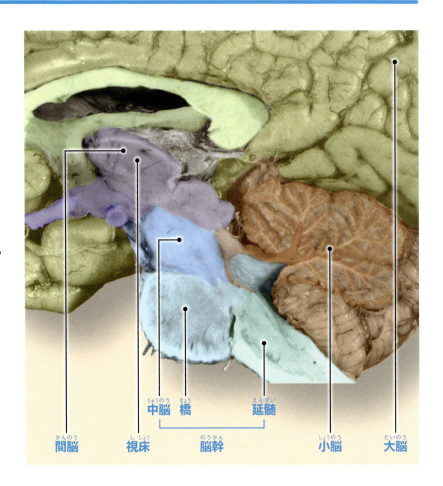

間脳　視床　中脳 橋 延髄　小脳　大脳
　　　　　　　脳幹

## ❓ 脳と睡眠の関係は？

眠りには、レム睡眠とノンレム睡眠があります。レム睡眠は浅い眠りで、体は休んでいますが、脳は活発にはたらいています。記憶などはこのときに整理されるといわれます。これに対して、ノンレム睡眠は深い眠りで、体も脳も休んでいます。ノンレム睡眠のときには、骨や筋肉などがつくられます。人間はねむっている間、レム睡眠とノンレム睡眠を、1時間半ほどのリズムでくり返しています。

人間はねむることで体調をととのえているので、睡眠時間が足りないと、体や心の具合も悪くなってしまいます。たとえば、夜ふかししたり、睡眠不足になったりすると、肥満になりやすいことが知られています。

昼間の集中力や記憶力も低下します。また、小さな子どもの場合は、イライラしやすくなることもあります。

睡眠は、脳や体の成長にも大きくかかわっているので、ふだんから十分に睡眠をとる習慣をつけることがとても大切です。

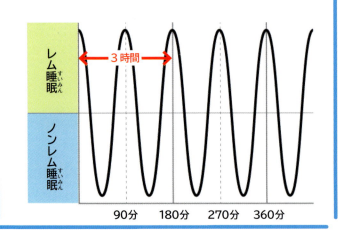

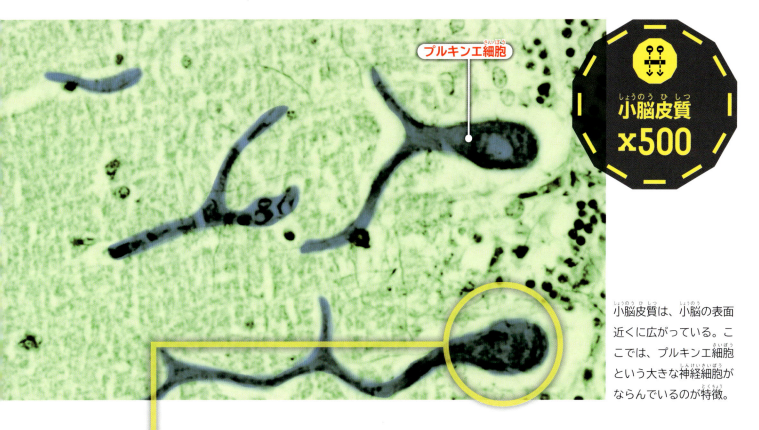

**小脳皮質 x500**

小脳皮質は、小脳の表面近くに広がっている。ここでは、プルキンエ細胞という大きな神経細胞がならんでいるのが特徴。

プルキンエ細胞は神経細胞の一種。ほかの細胞よりも大きく、西洋ナシのような形をしている。

**小脳皮質のプルキンエ細胞 x6000**

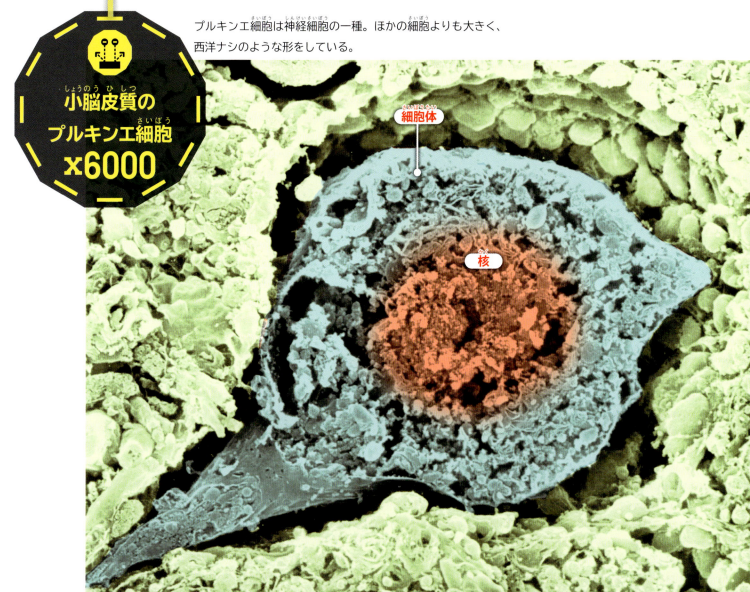

# 背中にのびる中枢神経・脊髄

脊髄は、脳のいちばん下の脳幹から背骨（脊椎）の中を通って、腰までのびています。おとなの場合、脊髄の長さは40㎝ほどになります。

脊髄の内側の髄質は、神経細胞の細胞体が集まっていて灰色に見えます。そのため灰白質ともよばれます。いっぽう、脊髄の外側の皮質は神経線維が集まって白く見えるので、白質ともよばれています。

脊髄は、皮膚などからの情報を脳に伝えたり、脳からの命令を体のさまざまな器官までとどけたりする中継地点です。脊髄からは、脊髄神経が全部で31対出ていて、体のすみずみまではりめぐらされています。脊髄の前根から出る脊髄神経は運動神経の出口になっていて、後根から出る脊髄神経は感覚神経の入り口になっています。

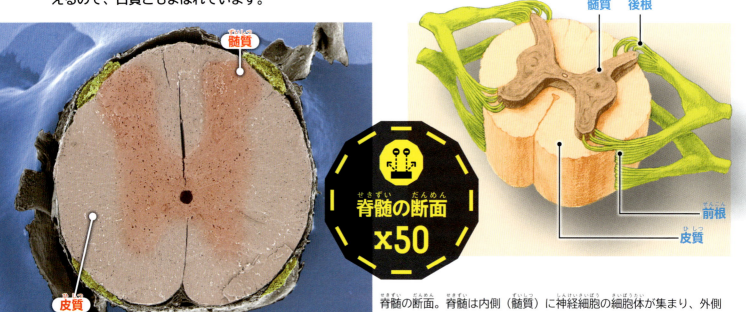

脊髄の断面 x50

脊髄の断面。脊髄は内側（髄質）に神経細胞の細胞体が集まり、外側（皮質）に神経線維が集まっているため、内と外で色がちがって見える。

# 命を守る脊髄反射

人間の体はほとんどの場合、大脳の命令によって動いていますが、大脳以外の命令によっても体が動くことがあります。これを反射といい、脊髄の命令で起こる動きは脊髄反射とよばれます。

たとえば、とても熱いものをさわってしまったとき、「熱い」と思う前に手を引っこめます。手が感じた熱の情報が感覚神経によって脊髄に伝わると、脊髄は大脳に情報を送るとともに、運動神経を通じて手の筋肉に「手を引っこめろ」と命令します。脊髄は、大脳からの命令を待たずに早く命令を出すことで、体を危険から守っているのです。

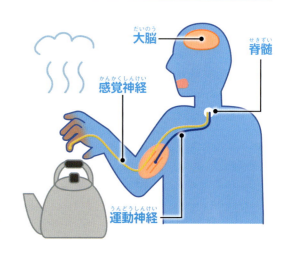

# 脳の病気と健康

## 脳卒中

脳卒中とは、脳に酸素や栄養を送るための血管が突然つまったり、やぶれたりする病気です。脳卒中には、脳梗塞、脳出血、くも膜下出血などの種類があります。

脳梗塞は、脳の血管がせまくなったり、心臓でできた血のかたまりが血管につまったりして、脳に血液が流れなくなる病気です。

脳出血では、脳の血管がやぶれてしまい、脳内に血液がもれ出てしまいます。

くも膜下出血は、脳の表面の血管にできたこぶがやぶれ、脳の表面に血液がもれ出てしまいます。

脳卒中で脳の細胞がこわれると、手足を動かすことができなくなったり、言葉を話すことができなくなったり、手足の感覚がなくなったりします。脳細胞を救うためには、できるだけ早く病気を発見して、治療することが大切です。

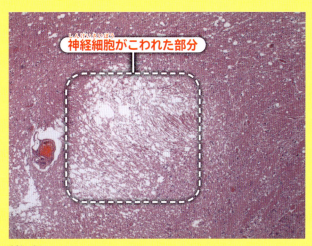

脳出血が起こると、その血管から栄養などを受けとっている神経細胞がこわれてしまう。

## アルツハイマー病

アルツハイマー病は、ドイツの医師であるアロイス・アルツハイマーによって発見されました。もの忘れを起こす病気の中でもっとも多く、これからもふえ続けると予測されています。

アルツハイマー病の脳には、アミロイドベータやタウとよばれるタンパク質がたまっています。これによって神経細胞がこわれ、脳がちぢんでしまうのです。

大脳の奥深くにある海馬は、人間がものごとを記憶するときに大切な役割をはたしています。この海馬がちぢんでしまうと、新しいことを覚えられなくなったり、日にちや場所がわからなくなったりして、日常の生活がむずかしくなることもあります。

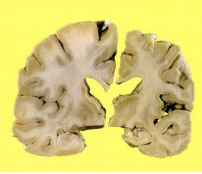

左は健康な人、右はアルツハイマー病の人の脳の断面のようす。

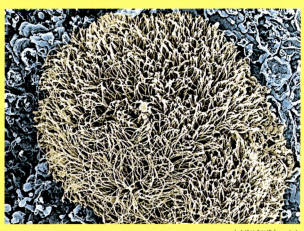

アルツハイマー病によって、変わってしまった神経細胞。神経伝達物質をつくるニッスル小体がなくなってしまっている。

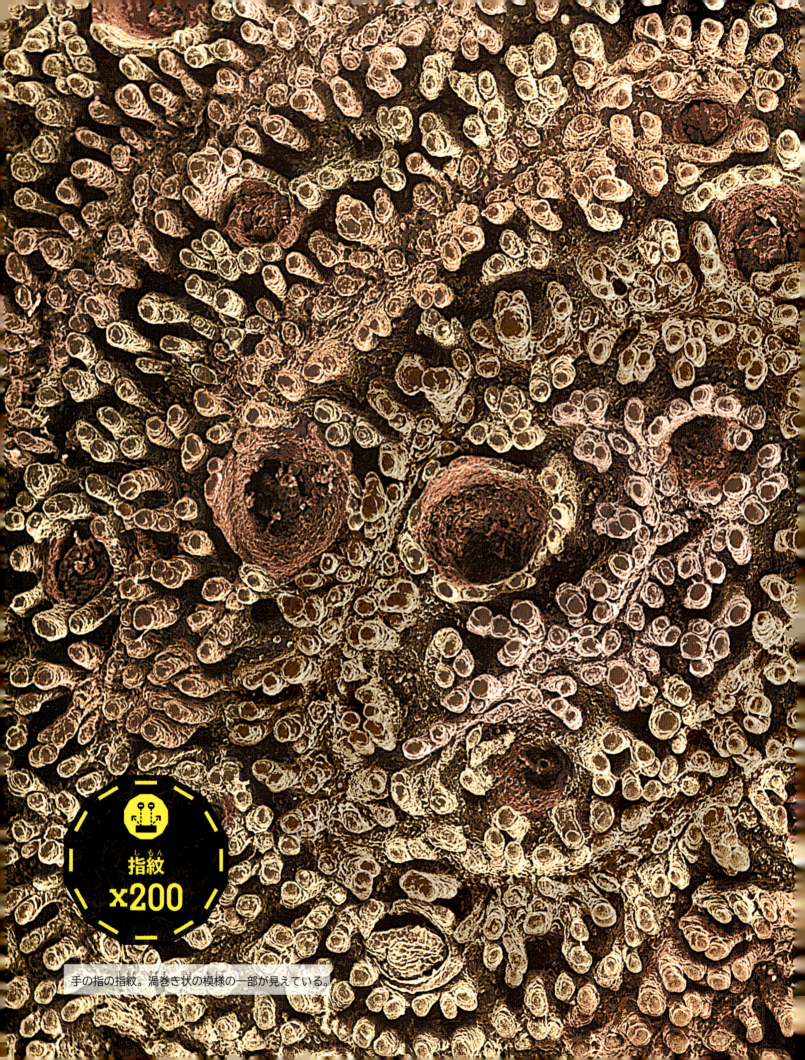

指紋 x200

手の指の指紋。渦巻き状の模様の一部が見えている。

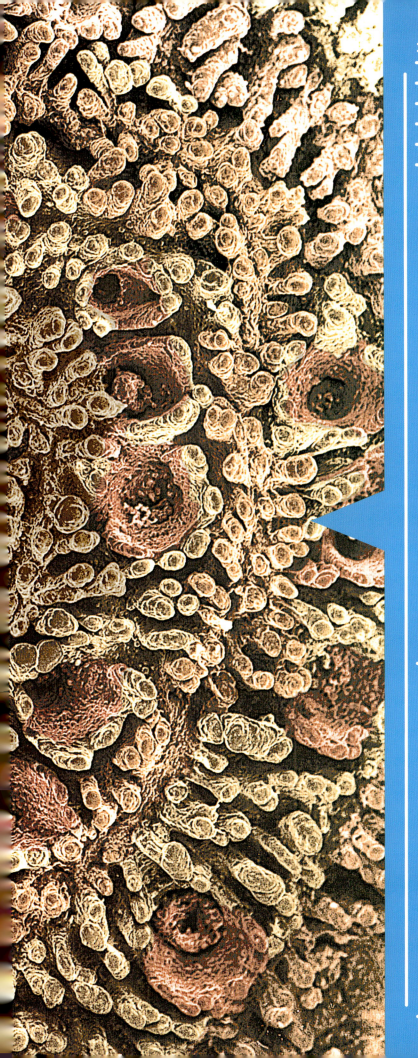

micro world

# 2

# 刺激を感じとる感覚器

感覚器は、体の外からの刺激や、体の中のさまざまな情報を受けとる受容器で、光を感じとる眼（視覚器）、音を感じとる耳（聴覚器）、においを感じとる鼻（嗅覚器）、味を感じとる舌（味覚器）、温度や物理的刺激を感じとる皮膚などがあります。各器官が受けとった刺激の情報は、それぞれがつながる末梢神経を通じて、脳や脊髄へ送られます。眼や耳などの感覚器が、それぞれ直接感じるわけではなく、脳の決まった部位に情報が到達して、はじめて光、音、におい、味、温度、痛みなどを感じとるのです。

# 1 光を感じとる眼

ものを見る働きを視覚といいます。視覚を担当している感覚器は眼で、入ってくる光の刺激を感じとり、まわりにあるものの形や色などの情報を脳に伝えています。

## 世界をうつす天然のカメラ

眼は光を感知する感覚器で、人間の場合は、情報の70％を眼からとり入れているといわれています。

眼球は、眼窩とよばれるくぼみの中で脂肪のクッションに包まれています。眼球の壁はいくつもの層からなり、前方の表面にあるものを角膜とよびます。もっとも内側には網膜があり、この網膜が視神経とつながっています。

水晶体と網膜の間は硝子体とよばれるゼリー状の透明な物質でうめられ、眼の形をたもつのに役立ちます。

**虹彩**
まん中に瞳孔という穴があいた、円盤のような形をしている。筋肉で瞳孔を開いたりとじたりする。

**瞳孔**
虹彩の中央にある穴。暗いときは開き、明るいときはとじて、光の量を調節する。

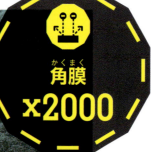

**角膜 x2000**

角膜は、眼球の前のほうにある透明な膜で、水晶体とともに、外からの光を屈折させる。

**毛様小帯**

**硝子体** ゼリー状のタンパク質でできている。

**眼球結膜** 強膜に接している部分の結膜。

**毛様体** 水晶体を厚くしたり、うすくしたりする働きをもつ。

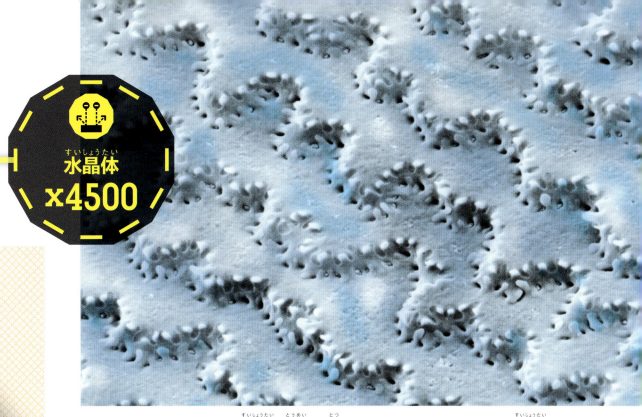

**水晶体 x4500**

水晶体は透明で、凸レンズの形をしている。わかい人の水晶体はやわらかく、近くを見るときは厚く、遠くを見るときはうすくなって、ピントを調節する。年をとって水晶体が不透明になる病気を白内障、水晶体が固くなってピントを調節できなくなることを老眼という。

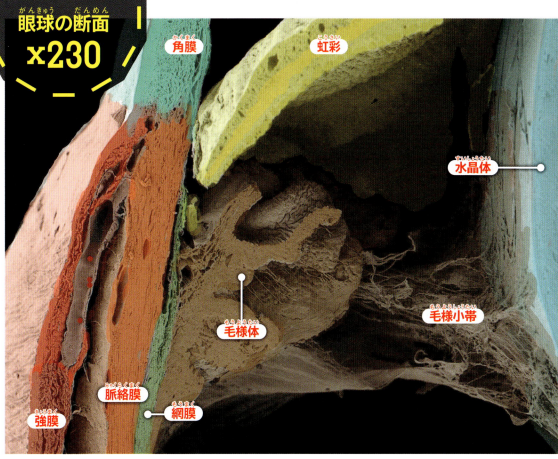

**眼球の断面 x230**

網膜
脈絡膜
強膜
視神経　網膜で読みとった映像の情報を脳に伝える。

角膜　虹彩　水晶体　毛様小帯　毛様体　脈絡膜　網膜　強膜

眼球の断面の一部。毛様体と水晶体、虹彩の位置関係がよくわかる。毛様小帯（チン小帯）は、水晶体を毛様体に固定している線維。

# ものを見るしくみ

人間の眼のしくみは、カメラとよくにています。

人間の眼の角膜と水晶体は、カメラの合成レンズ（2枚以上のレンズを組み合わせたもの）にあたります。角膜は厚さ1mmほどの透明な膜で、光の屈折に大きな役割をはたしています。また、水晶体は角膜とともに光を屈折させ、さらにピントを調節する働きをしています。光は角膜と水晶体で屈折し、網膜に焦点を合わせるのです。

いっぽう、虹彩はカメラのしぼりにあたり、眼に入ってくる光の量や焦点深度（焦点が合う範囲）を調整します。

そして、眼球の奥にある網膜には視細胞がならんでいて、受けとった光の情報を読みとり、像を結ぶ役割をしています。

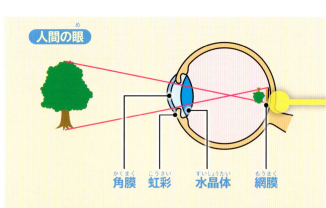

### 人間の眼

角膜　虹彩　水晶体　網膜

人間の眼では、外から入ってきた光が角膜と水晶体で屈折して交差し、網膜で像を結ぶ。網膜にうつった像は上下左右がさかさまだが、この情報が脳にとどけられると正しい向きに直される。

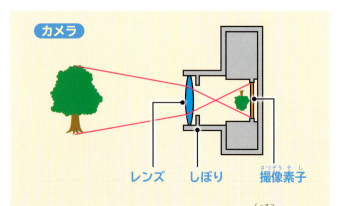

### カメラ

レンズ　しぼり　撮像素子

カメラでは、外から入ってきた光がレンズで屈折して交差し、撮像素子に像を結ぶ。この像も上下左右がさかさまだが、ファインダーなどで見るときは、正しい向きに直される。

網膜はいくつもの層に分かれていて、視細胞層は深いところにある網膜色素上皮層の手前にならんでいる。網膜に入ってきた光は、視細胞層で映像の情報となり、脳へ送られる。

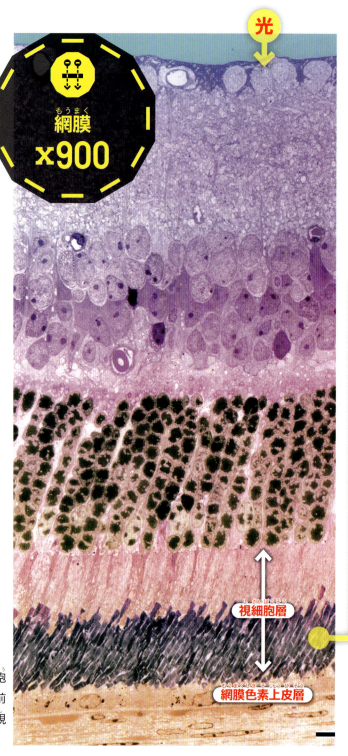

網膜 ×900

光

視細胞層

網膜色素上皮層

網膜にならぶ視細胞。視細胞には、視野や夜間視力（夜や暗い場所での視力）にかかわる杆状体細胞と、視力や色覚（色を感じとる能力）にかかわる錐状体細胞の２種類がある。

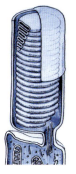 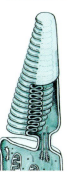

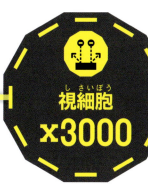

視細胞 ×3000

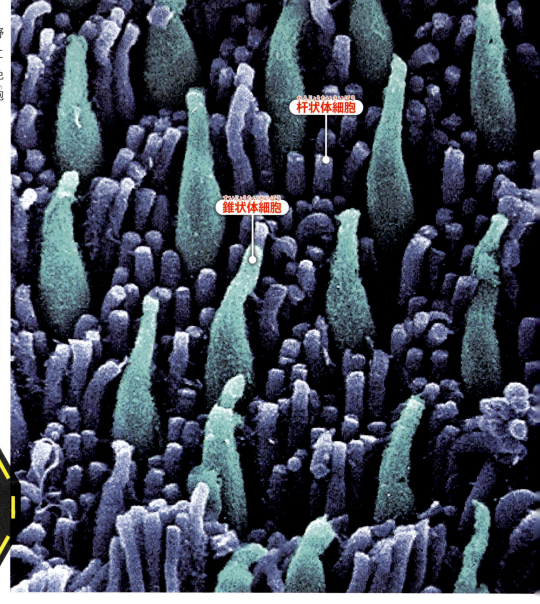

## ❓ 近視と遠視って何だろう？

眼球の前後の奥行きが長すぎたり短すぎたりすると、光は網膜で焦点を結べなくなります。これが近視と遠視です。

近視は、眼球の奥行きが長くなったため、入ってきた光が網膜の手前で焦点を結ぶようになった状態です。近くのものはよく見えますが、遠くのものは見えにくくなります。凹レンズの眼鏡をかけると、遠くのものも見えるようになります。

遠視は、眼球の奥行きが短くなったため、入ってきた光が網膜の後ろで焦点を結ぶようになった状態です。このとき、水晶体はふくらんで網膜に焦点を合わせようとするので、遠くのものも、近くのものも見えにくくなります。凸レンズの眼鏡をかけると、近くのものも見えるようになります。

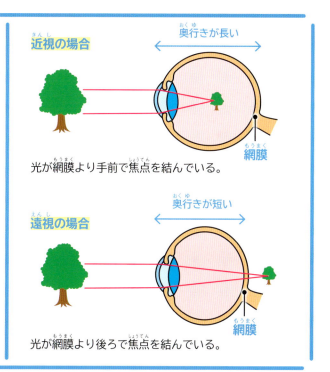

近視の場合　光が網膜より手前で焦点を結んでいる。

遠視の場合　光が網膜より後ろで焦点を結んでいる。

# 眼を守る涙

涙は、角膜の乾燥をふせいで、眼に入ったごみをあらい流します。そのほか、角膜に栄養や酸素を補給する、病気や細菌などへの感染をふせぐといった働きもあります。

このように眼を守ってくれている涙は、涙腺でつくられています。涙腺には、主涙腺と副涙腺があります。主涙腺は、泣いたときに大量に出る涙をつくっているところで、目尻の上のあたりにあります。副涙腺は眼瞼結膜と眼球結膜（まぶたの裏と白目の部分の結膜）にあり、つねに涙を分泌して、眼球がかわかないようにしています。

目頭には涙点という穴があいていて、涙は涙点からすいこまれ、涙小管や涙嚢、鼻涙管を通り、下鼻道に流れます。

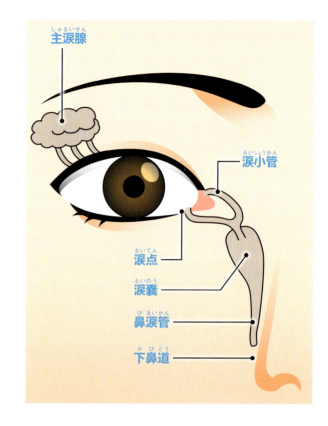

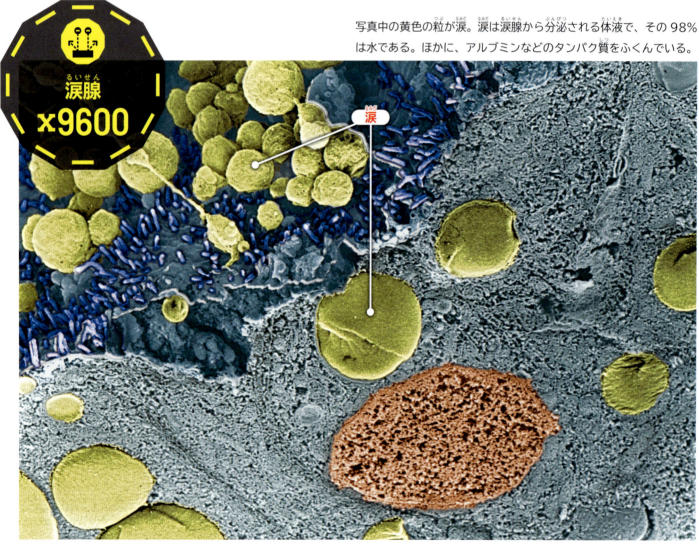

涙腺 x9600

写真中の黄色の粒が涙。涙は涙腺から分泌される体液で、その98%は水である。ほかに、アルブミンなどのタンパク質をふくんでいる。

# 眼の病気と健康

## 結膜炎

結膜や角膜が炎症を起こして、赤く充血したり、目やにが出たりする病気。眼がゴロゴロして痛みを感じることもあります。アトピー性皮膚炎の人がなりやすいほか、花粉症、目薬やコンタクトレンズによるアレルギー、細菌、真菌（カビ）、ウイルスによっても引き起こされます。とくに、ウイルスによる流行性角結膜炎や急性出血性結膜炎は感染力が強く、学校伝染病に指定されています。

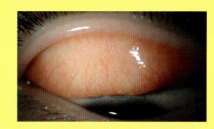
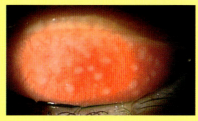

上は健康な状態の結膜。下は、コンタクトレンズによるアレルギー性結膜炎。

## ものもらい（麦粒腫）

まぶたのまわりには、皮脂が出る腺があります。ものもらいは、それらの出口がつまってしまって炎症を起こす病気で、地域によって、めもらい、めばちこなど、さまざまなよび名があります。

この病気になると、まぶたが赤くはれて、痛みが出ます。かつては、細菌に感染して発症することが多かったのですが、最近では、感染が原因ではないものもらいも多く、この場合は霰粒腫とよばれます。

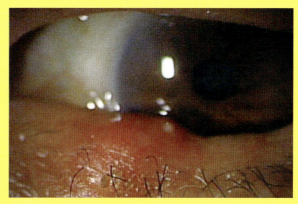

ものもらいで下のまぶたがはれている患者。眼を清潔にたもって、適切な治療を行えば、ものもらいは数日で治る。

## 白内障

白内障は、健康な状態では透明なはずの水晶体が、にごってしまう病気です。この病気になると、眼がかすんだり、まぶしさを感じたりします。眼のけがや、ある種の薬を長期間使用すること、加齢（年をとること）などが原因となり、症状が進むと、視力が悪くなることもあります。

白内障はお年寄りに多い病気ですが、眼の傷やほかの病気が原因で白内障になることもあります。

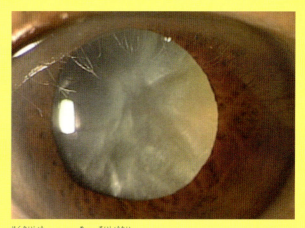

白内障の人の眼。水晶体が白くにごっている。

# 2 音を感じとる耳

音を聞く働きを聴覚といいます。音は空気の振動で、耳はそれを感じとって脳に伝えています。同時に、体のバランスを感じとるという大切な役割もあります。

## 耳のしくみ

耳は、外側の耳介から外耳道までの外耳、鼓膜・鼓室などからなる中耳、半規管・前庭・蝸牛などからなる内耳に分かれます。

耳の働きとしてまずあげられるのは、音を聞くことです。空気の振動である音は耳介で集められ、外耳道から鼓膜に伝わります。鼓膜の振動は耳小骨でさらに大きくされて内耳にとどき、蝸牛の聴毛をふるわせます。この刺激が聴神経によって脳に伝わるのです。

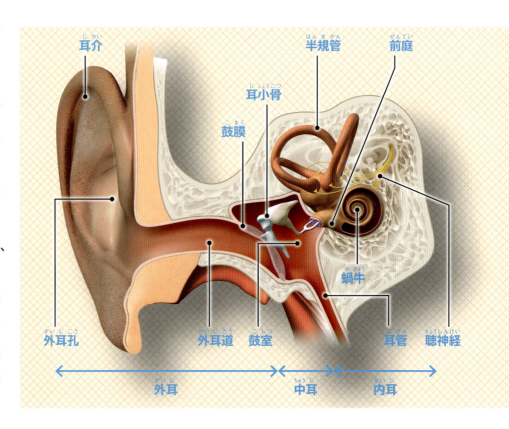

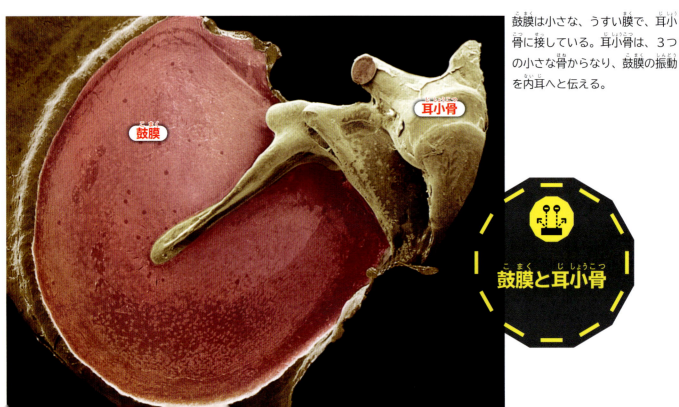

鼓膜は小さな、うすい膜で、耳小骨に接している。耳小骨は、3つの小さな骨からなり、鼓膜の振動を内耳へと伝える。

鼓膜と耳小骨

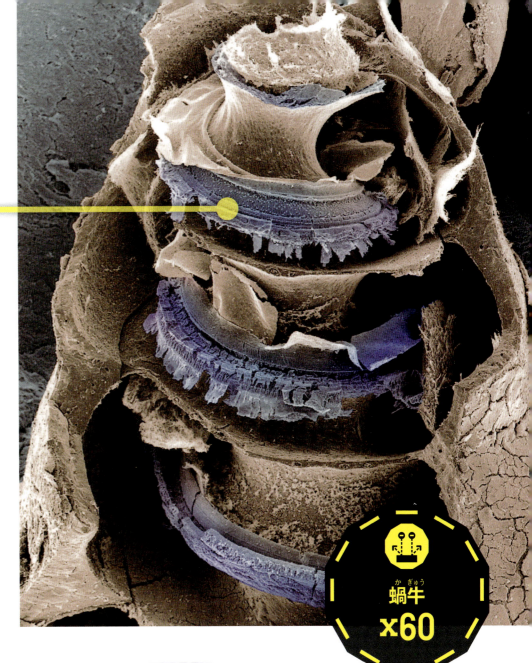

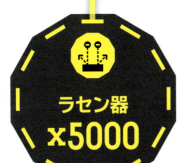

ラセン器
x5000

蝸牛
x60

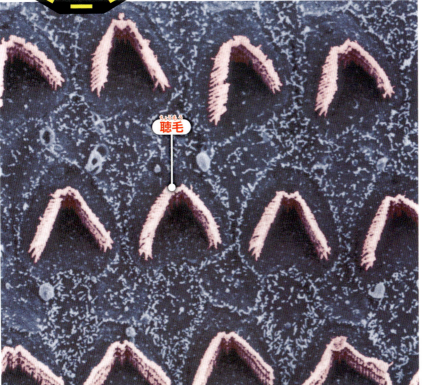

聴毛

蝸牛は、うずをまいた形をしていることから、「カタツムリ」という意味のこの名がついた。うずは2回転半していて、中はリンパ液で満たされている。耳小骨から伝えられた音は、リンパ液を通って、うずの床にあたる基底板をゆらす。蝸牛の下のほうの基底板は高い音を、上のほうの基底板は低い音を感じとる。

蝸牛にはラセン器（コルチ器）があり、聴毛とよばれる、感覚毛の生えた細胞がたくさんある。ラセン器は、音の振動を大きくしたり、音を電気信号に変えて蝸牛神経から脳に伝えたりする働きをしている。

# バランスをとる

　耳のもう1つの役割は、体のバランスをとることです。内耳の半規管と耳石器が、体の向きや動きを感知して、脳に伝えています。

　半規管は半円形をしていて、3つあります。それぞれの半規管の膨大部稜というふくらみには、クプラとよばれるゼリー状のセンサーがあり、体が回転すると動きます。

　耳石器は、前庭の卵形嚢と球形嚢というふくらみの中にあります。ここには有毛細胞が集まっていて、その上をゼリー状の膜がおおい、耳石とよばれる粒がのっています。

　頭部がかたむいたり、体の動くスピードが変わったりすると、クプラや耳石器が動きます。その情報が脳に伝わって、体のかたむきや運動の変化を感じとるのです。

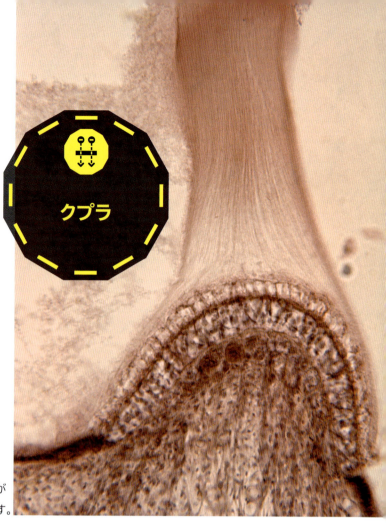

半規管の中はリンパ液で満たされている。体が回転するとリンパ液が流れて、クプラを動かす。

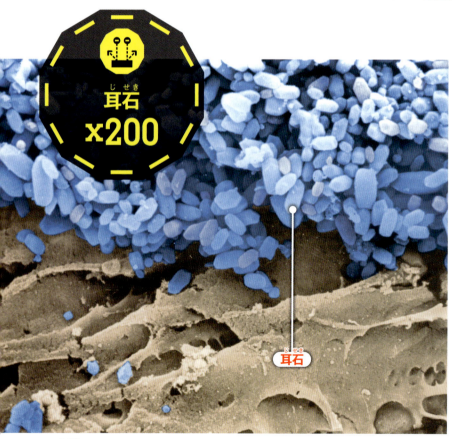

耳石は六角柱のような形をしている。頭をかたむけたときや、運動のスピードを変えたときに耳石がずれると、その情報が脳に伝えられる。

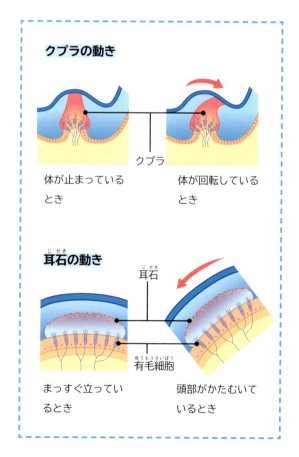

**クプラの動き**

体が止まっているとき　／　体が回転しているとき

**耳石の動き**

まっすぐ立っているとき　／　頭部がかたむいているとき

# 耳の病気と健康

### 中耳炎

鼓膜の奥の中耳の部分に、細菌が入りこんで起こる病気です。中耳がはれて、痛くなるほか、うみが出たり、音がよく聞こえなくなったりすることもあります。

風邪をひいたとき、細菌がのどから中耳に入って中耳炎になることが多いので、風邪をひかないように心がけることが大切です。

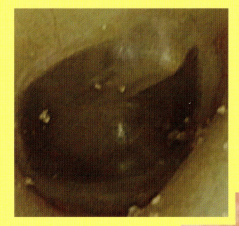

**健康な鼓膜**

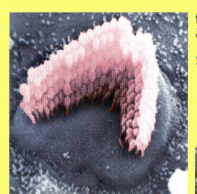

**中耳炎の人の鼓膜**

中耳炎の人では、健康な人の中耳にくらべて、鼓膜が赤くはれていることがわかる。

### 難聴

音が聞こえにくくなったり、まったく聞こえなくなったりする病気です。音が伝わる外耳、中耳、内耳のどこかにトラブルが生じると、この病気になります。

年をとると、内耳の音を聞く機能がおとろえて耳が遠くなりますが、わかい人でも、ヘッドフォンなどで大きな音を聞き続けると、難聴になることがあります。

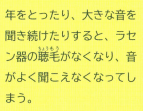

健康な人のラセン器の聴毛は、V字型やW字型にきれいに生えそろっている。

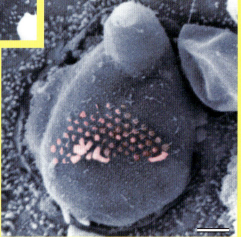

年をとったり、大きな音を聞き続けたりすると、ラセン器の聴毛がなくなり、音がよく聞こえなくなってしまう。

# 3 においや味を感じとる鼻と舌

においを感じる働きを嗅覚、味を感じる働きを味覚といいます。鼻は嗅覚を、舌は味覚を担当していて、それぞれの情報を脳へ伝えています。

## 鼻のしくみ

　鼻の外側を外鼻といい、外鼻の下にあいている2つの穴を外鼻孔といいます。外鼻孔の奥は、鼻腔という大きな空洞になっています。外鼻孔と鼻腔は、呼吸をするときの空気の通り道で、内側は粘膜でおおわれています。外鼻孔からすいこんだ空気は、肺に送られる前に鼻腔でほこりなどがこしとられ、それと同時に、温められ、湿り気をあたえられます。

　鼻には、空気の通り道としての役割のほかに、外のようすを知るための大切な情報である、においを感じる働きもあります。

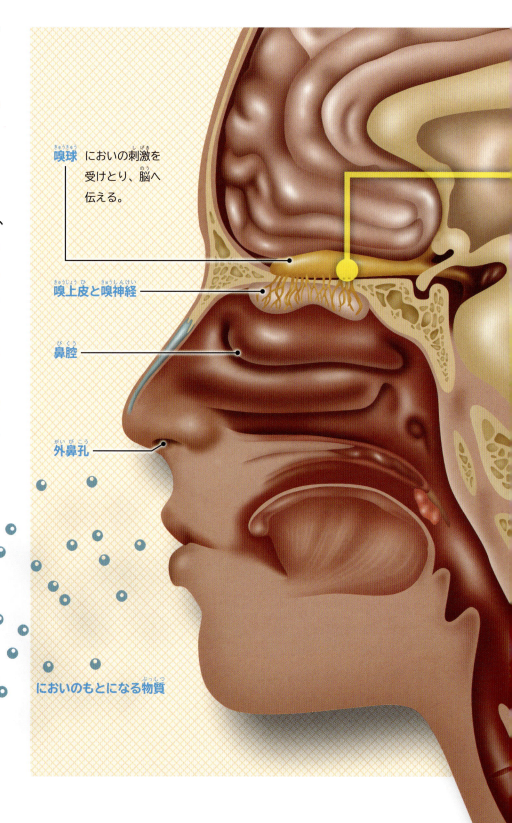

嗅球　においの刺激を受けとり、脳へ伝える。

嗅上皮と嗅神経

鼻腔

外鼻孔

においのもとになる物質

鼻腔の大部分は粘膜におおわれていて、呼吸にかかわる呼吸部と嗅覚にかかわる嗅部がある。嗅部は鼻腔上部にだけ見られる。

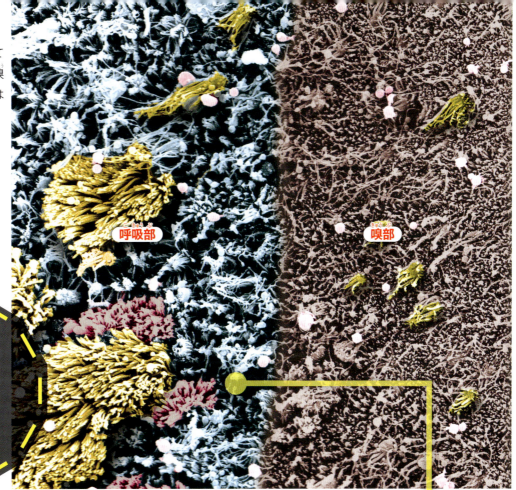

呼吸部

嗅部

呼吸部と嗅部の境
x2600

鼻腔の呼吸部の粘膜は、細長い毛がたくさん生えた線毛上皮からなっている。ごみや細菌などが鼻に入ってきたときは、この毛が動いて、のどや口の外に送りだす。

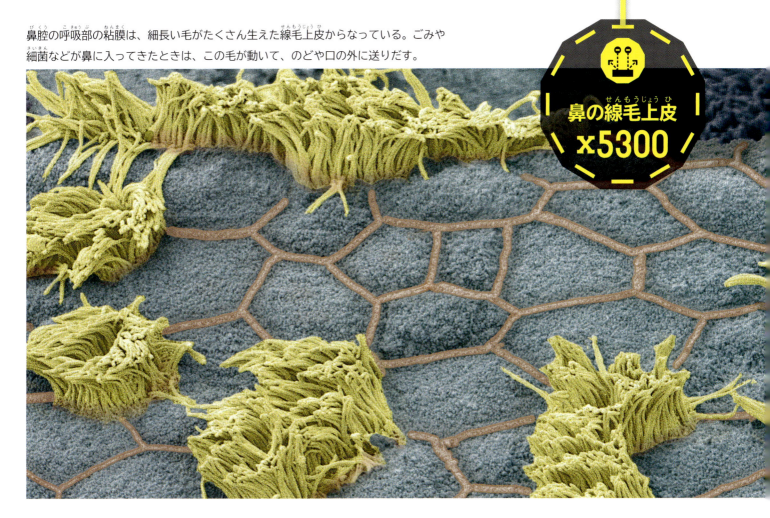

鼻の線毛上皮
x5300

# においを感じとる嗅細胞

鼻腔の天井には嗅上皮とよばれる部分があります。10円玉ほどの大きさの嗅上皮には、においを感じる嗅細胞が4000万個ほど集まっています。嗅細胞は嗅上皮の中にうまるような状態になっており、鼻腔の表面に嗅小毛とよばれる出っぱりを出しています。

においのもとは、空気中をただよっているさまざまな化学物質の粒です。この粒が嗅細胞の出っぱりにくっつくと、その刺激が嗅神経を通じて鼻腔の上の骨の裏側にある嗅球という部分に伝わります。ここから、においの信号が大脳にあるにおいの中枢に送られることで、人間はにおいを感じます。

花のように見えるのは、嗅細胞の先端にある嗅小胞から出た嗅小毛。嗅小毛は1つの嗅小胞から20本ほど出ている。ここで感じた刺激が大脳に伝わり、においとしてとらえられる。

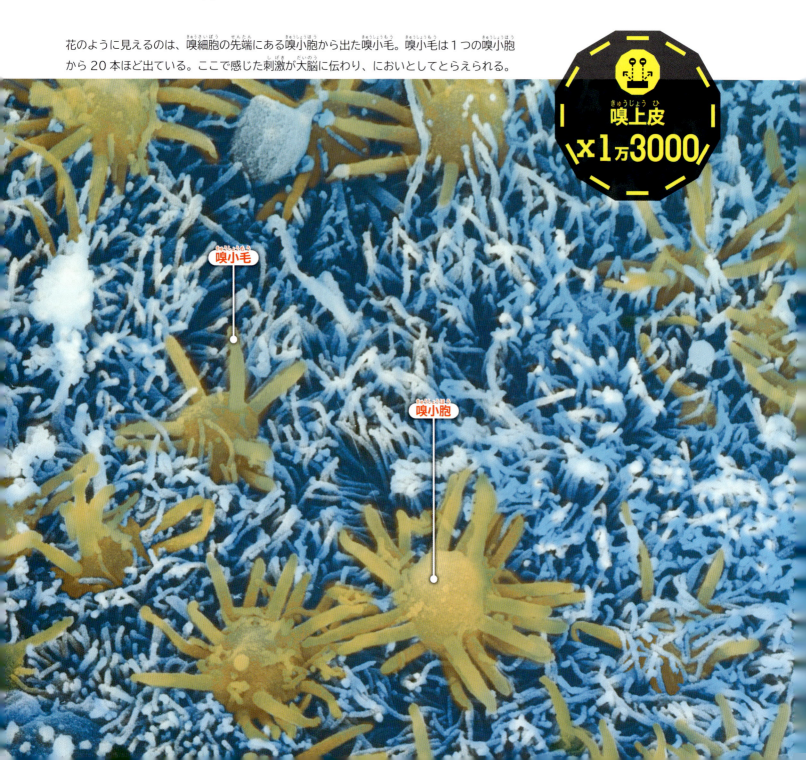

嗅上皮 ×1万3000

# 味を感じとる味蕾

舌は、筋肉のかたまりです。人間は、筋肉のかたまりである舌をたくみに動かすことで、言葉を正しく発音し、他人とコミュニケーションをとります。

また、舌には、味を感じる働きもあります。舌の表面には乳頭とよばれるでこぼこがあり、この乳頭の表面に味を感じる味蕾があるのです。1個の味蕾は、味を感じる細胞である味細胞が30〜80個ほど集まってできています。

味のもとである化学物質の粒が味細胞にくっつくと、その刺激が信号となって大脳に伝わります。大脳がこの信号を受けとって処理することで、人間は味を感じています。

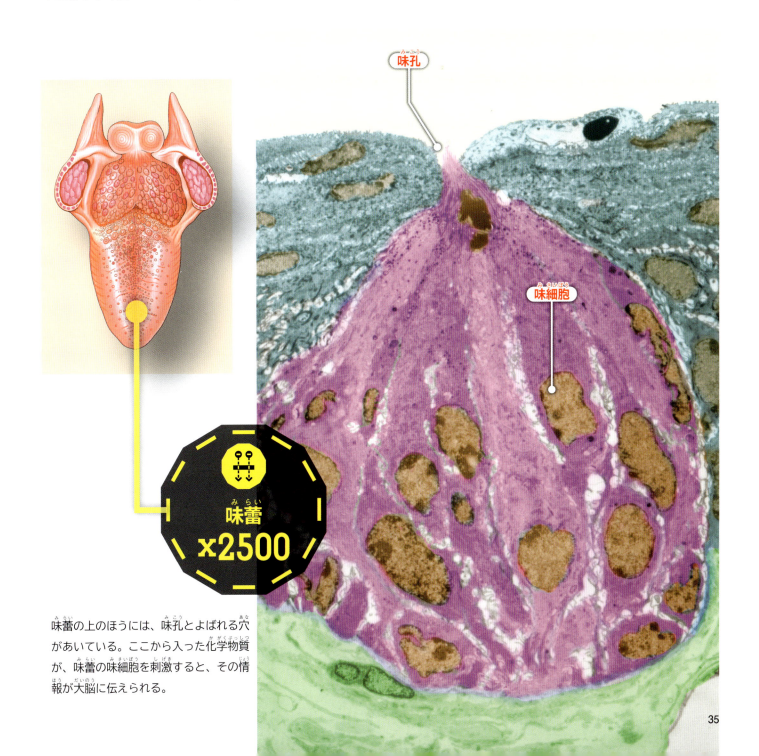

味蕾 x2500

味蕾の上のほうには、味孔とよばれる穴があいている。ここから入った化学物質が、味蕾の味細胞を刺激すると、その情報が大脳に伝えられる。

# 4 温度や圧力を感じとる皮膚

人間の体をおおう皮膚の面積は、おとなで約1.6㎡、たたみ約1畳分です。皮膚とそこについている爪や毛は、さまざまな刺激から体を守ると同時に、外のようすを知る感覚器の役割をはたしています。

## たくさんの層が重なってできた皮膚

皮膚は、もっとも外側の表皮、その下にある真皮、さらに下にある皮下組織の3層からなっています。

表皮はいくつもの層に分かれ、もっとも下の基底層で新しい細胞がつくられると、古い細胞はしだいに表面へとおし出されていきます。そして角質層となり、あかとしてはがれ落ちるのです。

真皮には毛細血管のほか、熱さや痛みなどを感じるさまざまな感覚器、毛を包んでいる毛包、汗を出す汗腺、皮脂を出す脂腺など、さまざまな器官が集まっています。

もっとも深い場所にある皮下組織の大部分は皮下脂肪ですが、その間を血管が通っています。さらに、パチニ小体などの感覚器や毛包の先の部分も見られます。

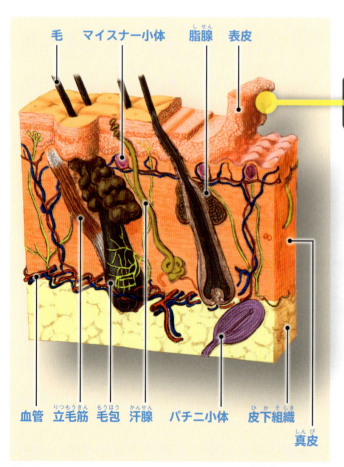

立毛筋は、寒いときなどにちぢんで毛を立たせる筋肉。

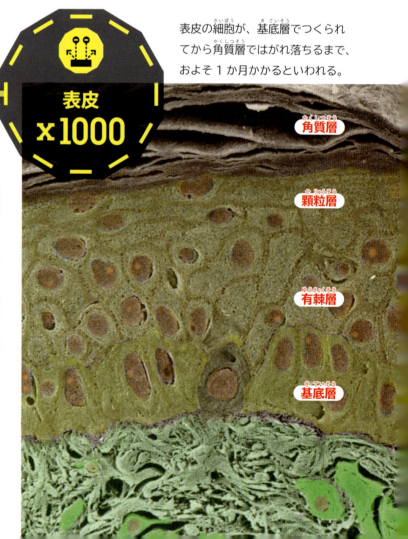

表皮 ×1000

表皮の細胞が、基底層でつくられてから角質層ではがれ落ちるまで、およそ1か月かかるといわれる。

# 皮膚の4つの役割

皮膚には、おもに4つの働きがあります。

1つめは、体の表面を守る働きです。皮膚の表面の角質層はバリアの働きをしていて、外から入ってくる細菌などから体を守っています。

2つめは、体温を調節する働きです。体温が高くなったときは、血管を広げて血液をたくさん流したり、汗を出して蒸発させたりして、体の中の熱を外に出します。反対に寒いときは、血管を細くして血液の流れをおさえ、熱が体の外ににげるのをふせぎます。

3つめは、まわりのようすを知る働きです。真皮や皮下組織には、痛みや熱さなどを感じる感覚器があります。これらの感覚器からの信号が大脳に送られることで、人間はまわりの状況を知ることができるのです。

そして4つめは、汗腺などから汗や皮脂などを出す働きです。汗にはおもに体温調節の役目があります。また、皮脂は皮膚の湿り気をたもったり、細菌などから体を守ったりしています。

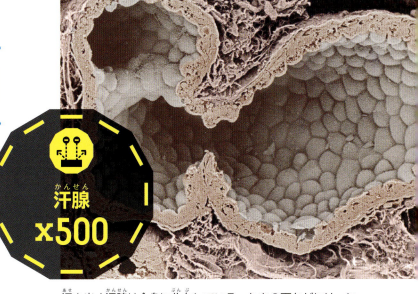

汗を出す汗腺は全身に分布している。わきの下などには、においのもとになる成分を出す汗腺もある。

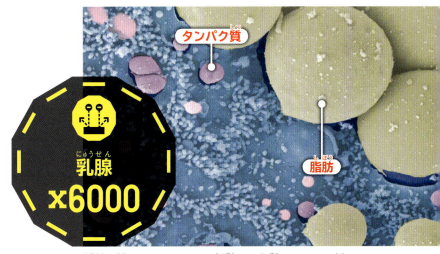

乳腺は胸のあたりにあり、細胞から脂肪やタンパク質をふくんだ乳を分泌する。

## ❓ 指紋は何のためにあるの？

指紋は、指先の皮膚の真皮の表面がもり上がってできた線で、ものを持ったり、おさえたりするとき、すべらないようにする役目があると考えられています。

指紋は、渦巻き状になった渦状紋、ひづめのような形の蹄状紋、弓のような形の弓状紋の3種類に分けられます。その形は人によってちがい、同じ人でも指によってことなります。指紋の特徴がよくあらわれるとされる12か所について調べた結果、他人が12か所とも同じ特徴を示す確率は約1兆分の1ともいわれています。そのため、指紋は事件などの犯人を特定するときに、有力な証拠とされます。

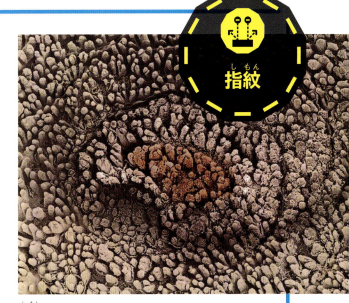

指紋は、一生、変わることがないといわれている。

# 刺激を感知する

　皮膚には、感覚器として外からの刺激を受けとるという重要な働きもあります。自由神経終末は、熱さや冷たさなどの感覚（温覚）と痛み（痛覚）、パチニ小体はおされた感覚（圧覚）、マイスナー小体はものにふれた感覚（触覚）を感じとります。

　これらの感覚器からの信号が大脳に送られることによって、わたしたちは周囲のようすを把握することができるのです。

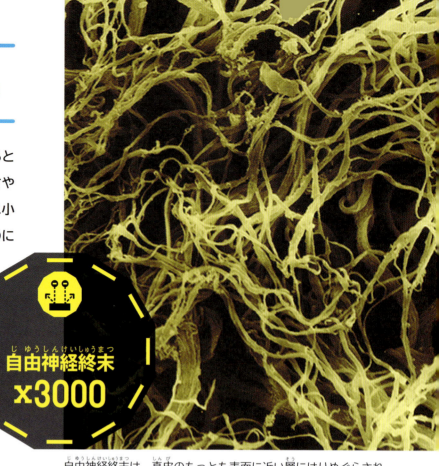

**自由神経終末 x3000**

自由神経終末は、真皮のもっとも表面に近い層にはりめぐらされていて、とくに手の甲や顔面に多い。

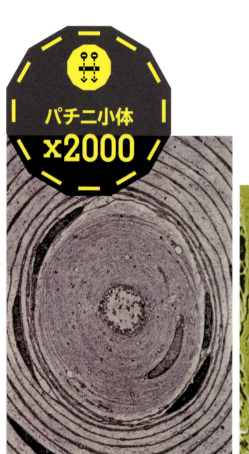

**パチニ小体 x2000**

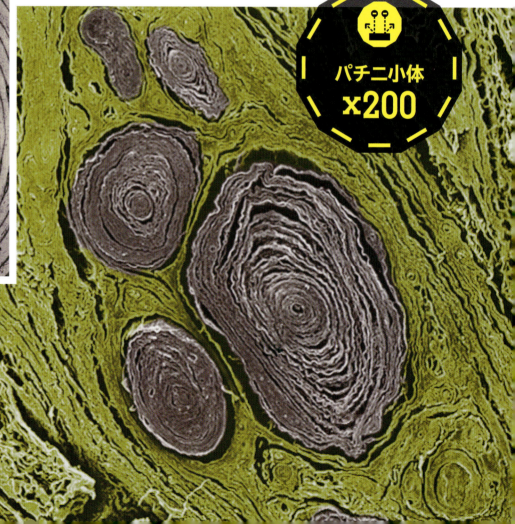

**パチニ小体 x200**

パチニ小体は、外からおされたときの圧力を感じとる。真皮や皮下組織にあり、手のひらや足の裏にはとくに多い。上の写真はパチニ小体を透過型電子顕微鏡で、右の写真は走査型電子顕微鏡で撮影したもの。

## 指を守る爪

爪は表皮の角質が変化してできた器官で、おもにタンパク質の一種であるケラチンという物質でできています。おとなの手の爪は1日に約0.1mmのびるといわれていますが、わかい人ほどのびるのが速く、また、夏のほうが冬よりも速くのびるといいます。

爪は、ものに指を引っかけたり、指先を守ったりする役割をもっています。爪が指を保護しているおかげで、人間は指先に力を入れたり、上手に歩いたりすることができます。また、爪の根元には、おされたときの圧力を感じるメルケル細胞があります。

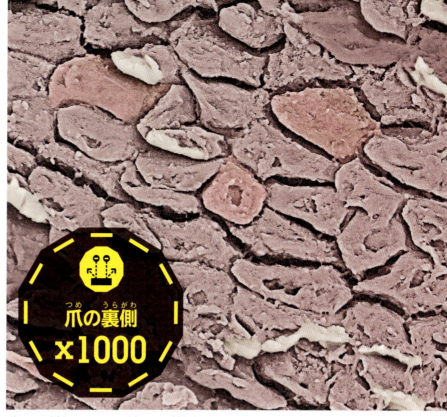

爪はほぼ透明だが、その奥にある毛細血管がすけて見えるため、ピンク色をしている。

## 皮膚を守る髪

毛は、爪と同じくケラチンというタンパク質でできており、太陽などの光や、熱さ、寒さから皮膚を守っています。動物ほどではありませんが、ものにふれたことを知る触角のような役割ももっています。

頭を守っている髪の毛は、人によって差があるものの、1日に約0.3mmのびるといわれています。メラニンという黒っぽい色素がふくまれており、メラニンが多い人は黒い髪に、少ない人は金髪に、中間の人は茶色や赤色の髪の毛になります。年をとるとメラニンが少なくなり、白髪になる人もいます。

また、眼のまわりのまつ毛やまゆ毛には、ほこりや汗から眼を守る働きが、鼻の中の毛にはごみなどをこしとる働きがあります。

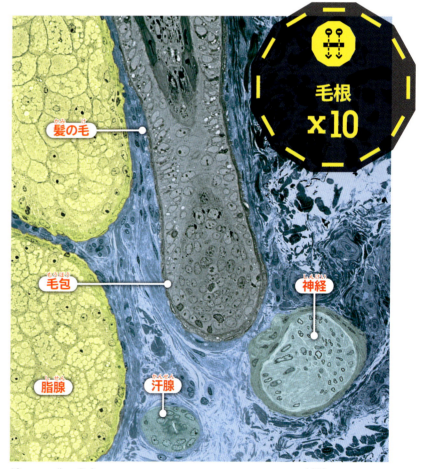

髪などの毛が皮膚にうまっている部分を毛根という。毛根は毛包に包まれていて、まわりには皮脂を分泌する脂腺や汗腺、神経が見られる。

# 皮膚の病気と健康

## ニキビ

おもに細菌やニキビダニというダニの一種などが原因で、顔や上半身などに発疹があらわれる皮膚の病気を、ニキビといいます。毛穴に皮膚の表面の角質がつまると、皮脂が外に出にくくなり、毛穴の中がふくらみます。この部分で細菌がふえたり、ニキビダニの活動がさかんになったりして炎症を起こすと、赤くはれたり、うみが出たりして、ニキビとなるのです。ニキビは、ストレスやホルモンのバランスがくずれることなどで、よりできやすくなります。

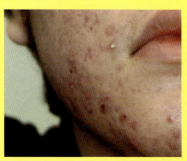

10代の人のニキビ。

## アトピー性皮膚炎

皮膚は、さまざまな有害物質から体を守るバリアの役目をもっています。しかし、体質や体の疲れ、空気の乾燥などによって、バリアの働きがおとろえることがあります。すると、アレルギーを引き起こす物質が体内に入って、アトピー性皮膚炎となるのです。

アトピー性皮膚炎は皮膚に湿疹ができ、はげしいかゆみをともないます。日本の患者の約3割は、角質の機能異常を引き起こす遺伝が原因と考えられています。

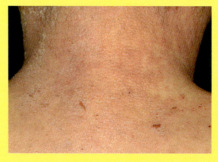

アトピー性皮膚炎の患者の首の後ろあたり。皮膚が全体的に乾燥し、赤くなっている。

## 水いぼ

体を細菌などから守る働き（免疫力）がおとろえると、ウイルスによる水いぼができます。免疫力が弱い子どもに多く見られますが、体力がおとろえているおとながかかることもあります。放っておくと、治るまで半年〜2年ほどかかりますが、それよりも早く自然に治ることもあります。

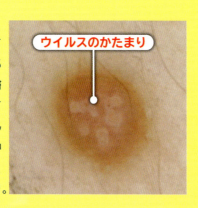

特別な装置を使って撮影した水いぼ。5mm以下の小さな皮膚の盛り上がりで、てっぺんが少しへこんでいるのが特徴。中に白く見えるのは、ウイルスのかたまり。

**ウイルスのかたまり**

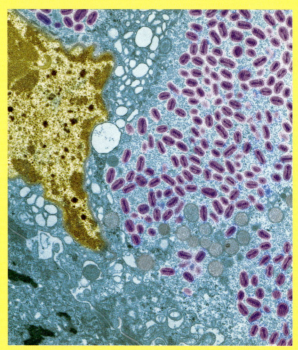

透過型電子顕微鏡で撮影した水いぼ。右上に赤く見える粒が、水いぼを引き起こすウイルス。

# micro world

## 人体を知るための ことばじてん

### 器官

体の中で、いくつかの組織が集まり、決まった働きをしている部分のこと。人間の体は、脳、骨、心臓、胃、腸、眼、歯など、さまざまな器官によってできている。いくつかの器官がたがいに関係しながら、決まった働きをしている場合は、まとめて器官系という。たとえば、脳、脊髄、末梢神経はまとめて神経系とよばれ、たがいに連携しながら体のいろいろな器官から情報を集めたり、命令を伝えたりする働きをしている。なかには、呼吸にも、においをかぐ嗅覚にもかかわる鼻のように、1つの器官がいくつもの器官系にまたがっていることも多い。

### 細胞

生き物の体をかたちづくる、もっとも小さな単位。人間をはじめとする多くの生き物の体は、たくさんの細胞が集まってできているが、アメーバやゾウリムシのように、体がたった1つの細胞でできている単細胞生物もいる。

### 髄質

器官の外側と内側でつくりや働きがちがう場合の内側の部分のこと。大脳髄質、副腎髄質などがある。

### 線維

人体をかたちづくるもののうち、細長い形をしたものや部分をさす。神経線維は、神経細胞の細長い突起の部分をさしているが、筋線維は、細長い形をした筋肉の細胞そのもののことをいう。

### 組織

たくさんの細胞の集まりで、決まった働きをしているもの。人体の組織は大きく分けると、皮膚の表面や胃や腸の壁をおおっている上皮組織、脳や脊髄などをつくっている神経組織、筋肉をつくっている筋組織、組織と組織をつないだり、臓器をかたちづくったりしている支持組織の4つがある。

### 粘膜

鼻や口、胃、腸、肺など、体のさまざまな器官の内側の壁をおおっている膜。やわらかく、粘液（ねばり気のある液）などでうるおされている。乾燥をふせいだり、器官の表面を守ったりしている。

### 皮質

器官の外側と内側でつくりや働きがちがう場合の外側の部分のこと。大脳皮質、副腎皮質などがある。

### 分泌

体の中で細胞によってつくられたものが、細胞の外に出されること。体に役に立つものが出されるときに使う。たとえば、涙腺は涙を分泌し、下垂体はホルモンを分泌している。体にいらないものが出されるときには、排出（排泄）ということばを使う。

### マイクロメートル

1mmの1000分の1の長さ（0.001mm）。「μm」で表す。1μmの1000分の1の長さ（0.001μm＝0.000001mm）は1ナノメートル（nm）を使う。

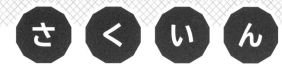

## あ
- アストログリア — 8
- アセチルコリン — 11
- アトピー性皮膚炎 — 27、40
- アルツハイマー病 — 19
- 遠視 — 25
- 延髄 — 12、13、16
- オリゴデンドログリア — 8

## か
- 外耳 — 28、31
- 外耳道 — 28
- 海馬 — 14、19
- 外鼻 — 32
- 外鼻孔 — 32
- 蝸牛 — 28、29
- 核 — 8、9、11、17
- 角質層 — 36、37
- 角膜 — 22、23、24、26、27
- 下垂体 — 15、41
- 下鼻道 — 26
- 感覚器 — 6、7、21、22、36、37、38
- 杆状体細胞 — 25
- 汗腺 — 36、37、39
- 間脳 — 12、13、15、16
- 嗅覚器 — 21
- 嗅細胞 — 34
- 嗅上皮 — 32、34
- 嗅小毛 — 34
- 嗅神経 — 32、34
- 嗅部 — 33
- 橋 — 12、13、16
- 近視 — 25
- 筋肉 — 5、6、7、13、14、16、18、22、35、36、41
- クプラ — 30
- グリア細胞 — 8
- 結膜炎 — 27
- ケラチン — 39
- 虹彩 — 22、23、24
- 後頭葉 — 14
- 呼吸部 — 33
- 鼓室 — 28
- 鼓膜 — 28、31

## さ
- 細菌 — 8、26、27、31、33、37
- 細胞体 — 8、9、10、14、17、18
- 耳介 — 28
- 視覚器 — 21
- 視覚野 — 14
- 軸索突起 — 8、9、10、11、14
- 視細胞 — 24、25
- 視床 — 13、15、16
- 視床下部 — 13、15
- 視床後部 — 15
- 耳小骨 — 28、29
- 視神経 — 22、23
- 耳石器 — 30
- 脂腺 — 36、39
- 舌 — 21、32、35
- シナプス — 4、10
- 指紋 — 20、37
- 自由神経終末 — 38
- 樹状突起 — 8、9、10
- 受容器 — 7、21
- 主涙腺 — 26
- シュワン細胞 — 11
- 硝子体 — 22
- 小脳 — 12、13、16、17
- 自律神経 — 6、7、11、12、13、15
- 神経系 — 5、6、12、41
- 神経細胞 — 4、7、8、9、10、11、12、13、14、17、18、19、41
- 神経終末 — 7、8、9、10、11
- 神経線維 — 8、9、11、14、15、18、41
- 神経伝達物質 — 4、8、10、11、19
- 真皮 — 36、37、38
- 髄鞘 — 8、9、11
- 水晶体 — 22、23、24、25、27
- 錐状体細胞 — 25
- 睡眠 — 16
- 成長ホルモン — 15

| | |
|---|---|
| <ruby>脊髄<rt>せきずい</rt></ruby> | 6、8、12、13、18、41 |
| <ruby>脊髄神経<rt>せきずいしんけい</rt></ruby> | 6、18 |
| <ruby>脊髄反射<rt>せきずいはんしゃ</rt></ruby> | 18 |
| セロトニン | 11 |
| <ruby>前庭<rt>ぜんてい</rt></ruby> | 28、30 |
| <ruby>前頭葉<rt>ぜんとうよう</rt></ruby> | 14 |
| <ruby>線毛上皮<rt>せんもうじょうひ</rt></ruby> | 33 |
| <ruby>側頭葉<rt>そくとうよう</rt></ruby> | 14 |

**た**

| | |
|---|---|
| <ruby>体性感覚野<rt>たいせいかんかくや</rt></ruby> | 14 |
| <ruby>体性神経<rt>たいせいしんけい</rt></ruby> | 6、7 |
| <ruby>大脳<rt>だいのう</rt></ruby> | 12、13、14、15、16、18、34、35、37、38 |
| <ruby>大脳髄質<rt>だいのうずいしつ</rt></ruby> | 14、41 |
| <ruby>大脳皮質<rt>だいのうひしつ</rt></ruby> | 13、14、15、41 |
| <ruby>中耳<rt>ちゅうじ</rt></ruby> | 28、31 |
| <ruby>中耳炎<rt>ちゅうじえん</rt></ruby> | 31 |
| <ruby>中枢神経<rt>ちゅうすうしんけい</rt></ruby> | 6、8、12、18 |
| <ruby>中脳<rt>ちゅうのう</rt></ruby> | 12、13、16 |
| <ruby>聴覚器<rt>ちょうかくき</rt></ruby> | 21 |
| <ruby>聴覚野<rt>ちょうかくや</rt></ruby> | 14 |
| <ruby>聴神経<rt>ちょうしんけい</rt></ruby> | 28 |
| <ruby>聴毛<rt>ちょうもう</rt></ruby> | 28、29、31 |
| <ruby>爪<rt>つめ</rt></ruby> | 36、39 |
| <ruby>瞳孔<rt>どうこう</rt></ruby> | 22 |
| <ruby>頭頂葉<rt>とうちょうよう</rt></ruby> | 14 |
| ドーパミン | 11 |

**な**

| | |
|---|---|
| <ruby>内耳<rt>ないじ</rt></ruby> | 28、30、31 |
| <ruby>涙<rt>なみだ</rt></ruby> | 26、41 |
| <ruby>難聴<rt>なんちょう</rt></ruby> | 31 |
| ニキビ | 40 |
| <ruby>乳頭<rt>にゅうとう</rt></ruby> | 35 |
| ニューロン | 8 |
| <ruby>脳<rt>のう</rt></ruby> | 5、6、7、8、12、13、16、18、19、21、22、23、24、28、29、30、32、41 |
| <ruby>脳幹<rt>のうかん</rt></ruby> | 12、13、16 |
| <ruby>脳神経<rt>のうしんけい</rt></ruby> | 6 |
| <ruby>脳卒中<rt>のうそっちゅう</rt></ruby> | 19 |
| ノルアドレナリン | 11 |
| ノンレム睡眠 | 16 |

**は**

| | |
|---|---|
| <ruby>白内障<rt>はくないしょう</rt></ruby> | 23、27 |
| パチニ<ruby>小体<rt>しょうたい</rt></ruby> | 36、38 |
| <ruby>鼻<rt>はな</rt></ruby> | 6、7、21、32、33、39、41 |
| <ruby>半規管<rt>はんきかん</rt></ruby> | 28、30 |
| <ruby>皮下組織<rt>ひかそしき</rt></ruby> | 36、37、38 |
| <ruby>鼻腔<rt>びくう</rt></ruby> | 32、33、34 |
| <ruby>皮膚<rt>ひふ</rt></ruby> | 6、7、18、21、36、37、38、39、40、41 |
| <ruby>表皮<rt>ひょうひ</rt></ruby> | 36、39 |
| <ruby>副涙腺<rt>ふくるいせん</rt></ruby> | 26 |
| プルキンエ<ruby>細胞<rt>さいぼう</rt></ruby> | 17 |

**ま**

| | |
|---|---|
| マイスナー<ruby>小体<rt>しょうたい</rt></ruby> | 36、38 |
| <ruby>末梢神経<rt>まっしょうしんけい</rt></ruby> | 6、8、21、41 |
| <ruby>味覚器<rt>みかくき</rt></ruby> | 21 |
| ミクログリア | 8 |
| <ruby>味孔<rt>みこう</rt></ruby> | 35 |
| <ruby>味細胞<rt>みさいぼう</rt></ruby> | 35 |
| <ruby>水いぼ<rt>みず</rt></ruby> | 40 |
| <ruby>耳<rt>みみ</rt></ruby> | 6、7、14、21、28、30、31 |
| <ruby>味蕾<rt>みらい</rt></ruby> | 35 |
| <ruby>無髄神経線維<rt>むずいしんけいせんい</rt></ruby>（<ruby>無髄神経<rt>むずいしんけい</rt></ruby>） | 9、11 |
| <ruby>眼<rt>め</rt></ruby> | 5、6、7、21、22、24、26、27、39、41 |
| メラニン | 39 |
| <ruby>毛包<rt>もうほう</rt></ruby> | 36、39 |
| <ruby>網膜<rt>もうまく</rt></ruby> | 22、23、24、25 |
| <ruby>毛様体<rt>もうようたい</rt></ruby> | 22、23 |
| ものもらい（<ruby>麦粒腫<rt>ばくりゅうしゅ</rt></ruby>） | 27 |

**や**

| | |
|---|---|
| <ruby>有髄神経線維<rt>ゆうずいしんけいせんい</rt></ruby>（<ruby>有髄神経<rt>ゆうずいしんけい</rt></ruby>） | 9、11 |

**ら**

| | |
|---|---|
| ラセン<ruby>器<rt>き</rt></ruby> | 29、31 |
| ランビエの<ruby>絞輪<rt>こうりん</rt></ruby> | 11 |
| <ruby>涙腺<rt>るいせん</rt></ruby> | 26、41 |
| レム<ruby>睡眠<rt>すいみん</rt></ruby> | 16 |

### 監修
宮澤七郎 ——— 医学生物学電子顕微鏡技術学会　名誉理事長
島田達生 ——— 大分大学医学部名誉教授

### 編集
医学生物学電子顕微鏡技術学会

### 編集責任
根本典子 ——— 北里大学医学部バイオイメージング研究センター
　　　　　　　医学生物学電子顕微鏡技術学会　理事長

### 編集委員
和泉伸一 ——— 名桜大学人間健康学部　非常勤講師
地家豊治 ——— 日本大学医学部中央実験研究施設
関　啓子 ——— 元東京慈恵会医科大学細菌学教室　教授
田北薫子 ——— 大分大学医学部
中村澄夫 ——— 神奈川歯科大学　名誉教授
根本典子
逸見明博 ——— 日本大学医学部病理学教室　教授
堀田康明 ——— 朝日大学歯学部

### 執筆
木村成志 ——— 大分大学医学部神経内科　准教授
高須　博 ——— 西大沼皮フ科クリニック　院長
竹崎伸一郎 —— 浅草二天門クリニック　院長
根本典子
堀内二彦 ——— 堀内眼科　院長
増田　毅 ——— 増田耳鼻咽喉科　院長
宮澤七郎

### 写真撮影・提供・画像処理
医学生物学電子顕微鏡技術学会
川里浩明 ——— 大分大学全学研究推進機構
河野林太郎 —— 日本電子株式会社　EPアプリケーション部
島田達生
地家豊治
杉田新 ———— おおつか杉田眼科医院　院長
根本典子
野崎真澄 ——— 新潟大学鳥類研究所　名誉教授
宮澤七郎
安田愛子 ——— 大分大学全学研究推進機構
渡辺哲夫 ——— 大分大学医学部耳鼻咽喉科学講座　准教授
上原あゆみ
小池菜々恵
森下展子
山中彩香

### 企画・編集
渡部のり子・山崎理恵（小峰書店）
常松心平・飯沼基子（オフィス303）

### 編集協力
山内ススム

### 装丁・本文デザイン
T.デザイン室（倉科明敏）

### 本文イラスト
小池菜々恵　山中彩香　上原あゆみ

### 写真協力
アマナイメージズ

本書に掲載されている一部の画像は「よくわかる立体組織学」（学際企画株式会社）より転載しました。

---

**医学生物学電子顕微鏡技術学会**

医・歯・薬・理・工・農学の分野の研究者・技術者が、電子顕微鏡の技術の発展や研究成果の普及、学術交流のために活動しています。社会貢献の1つとして、毎年「子ども体験学習」も開催しています。

---

## ミクロワールド人体大図鑑
# 脳と感覚器
### 考えて感じるしくみ

2018年11月21日　第1刷発行
2022年 5月30日　第2刷発行

監修者　宮澤七郎　島田達生
発行者　小峰広一郎
発行所　株式会社小峰書店
　　　　〒162-0066
　　　　東京都新宿区市谷台町4-15
　　　　TEL 03-3357-3521
　　　　FAX 03-3357-1027
　　　　https://www.komineshoten.co.jp/
印刷・製本　図書印刷株式会社

©Shichiro Miyazawa, Komineshoten
2018　Printed in Japan
NDC 491　43p　29 × 23cm
ISBN978-4-338-32305-5

乱丁・落丁本はお取り替えいたします。
本書の無断での複写（コピー）、上演、放送等の二次利用、翻案等は、著作権法上の例外を除き禁じられています。本書の電子データ化などの無断複製は著作権法上の例外を除き禁じられています。代行業者等の第三者による本書の電子的複製も認められておりません。

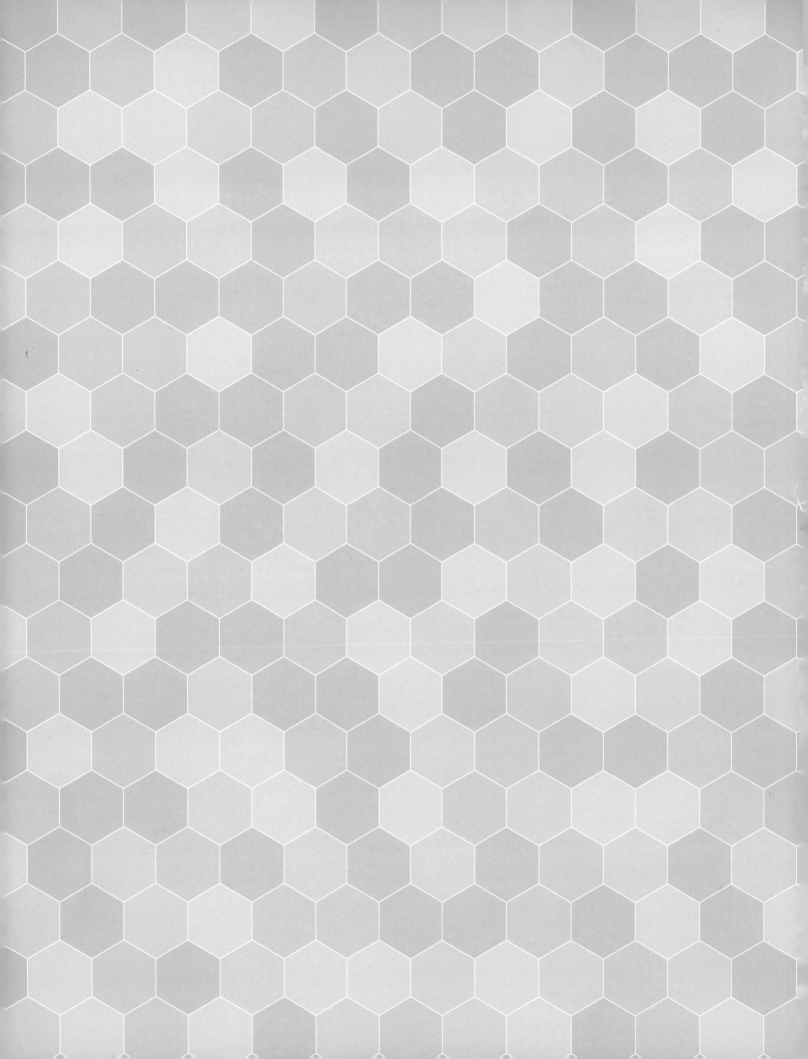